中国中医科学院
科技创新工程重大攻关项目

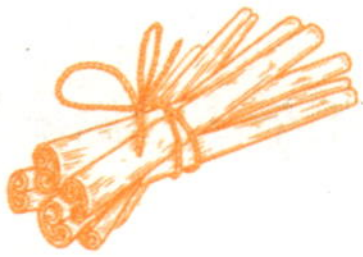

湿气祛了 病就好了

路 洁　郑昭瀛◎编著

中医古籍出版社
Publishing House of Ancient Chinese Medical Books

图书在版编目（CIP）数据

湿气祛了　病就好了 / 路洁，郑昭瀛编著. -- 北京：中医古籍出版社，2025. 6

ISBN 978-7-5152-2788-7

Ⅰ. ①湿… Ⅱ. ①路… ②郑… Ⅲ. ①祛湿(中医) Ⅳ. ①R256

中国国家版本馆CIP数据核字(2023)第232450号

湿气祛了　病就好了

路　洁　郑昭瀛　编著

策　　划　李　淳
责任编辑　吴　頔
封面设计　王青宜
出版发行　中医古籍出版社
社　　址　北京市东城区东直门内南小街 16 号（100700）
电　　话　010-64089446（总编室）010-64002949（发行部）
网　　址　www.zhongyiguji.com.cn
印　　刷　水印书香（唐山）印刷有限公司
开　　本　710mm × 1000mm　1/16
印　　张　13
字　　数　150 千字
版　　次　2025 年 6 月第 1 版　2025 年 6 月第 1 次印刷
书　　号　ISBN 978-7-5152-2788-7
定　　价　68.00 元

第一章 关于祛湿，你需要了解的真相

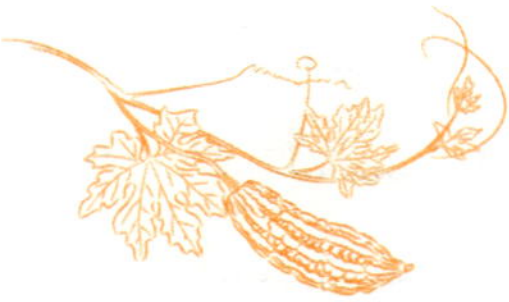

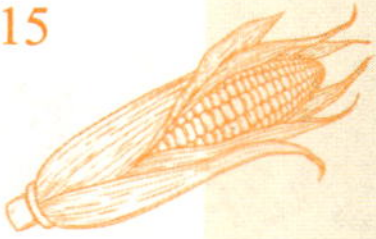

第二章 顺应四时养生，远离湿邪侵袭

第三章 家常食材也是除湿良药

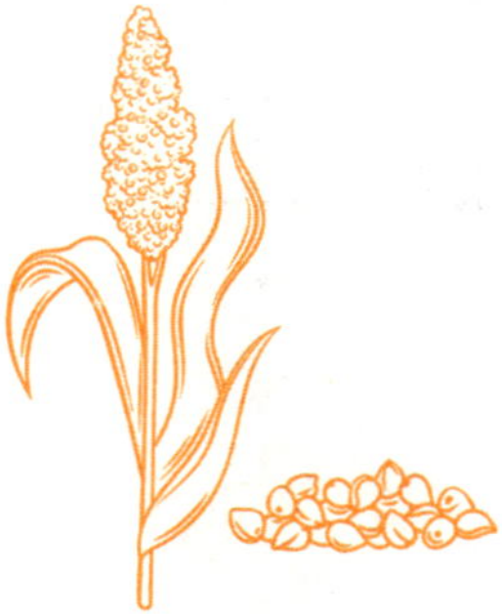

第四章 药食两用中药除湿效果好

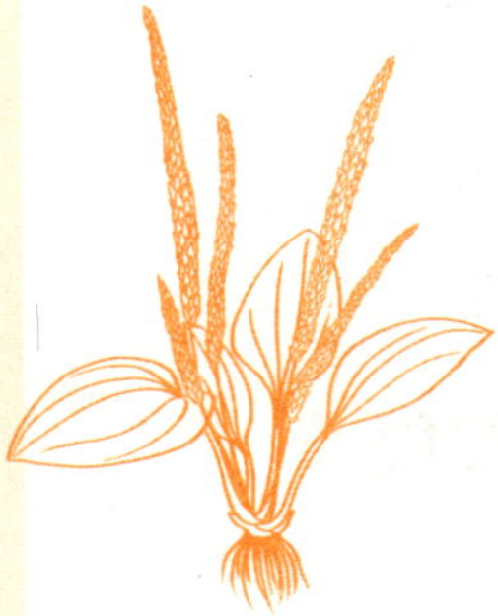

第五章 按揉穴位，除湿“自身求”

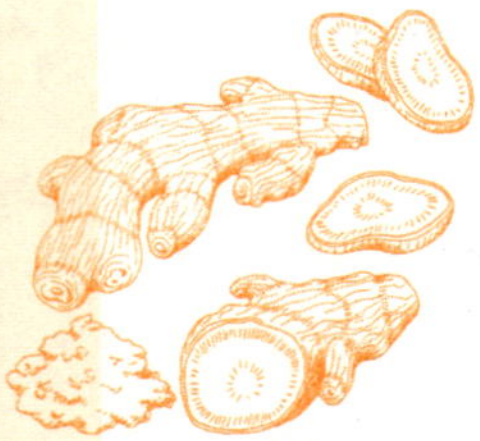

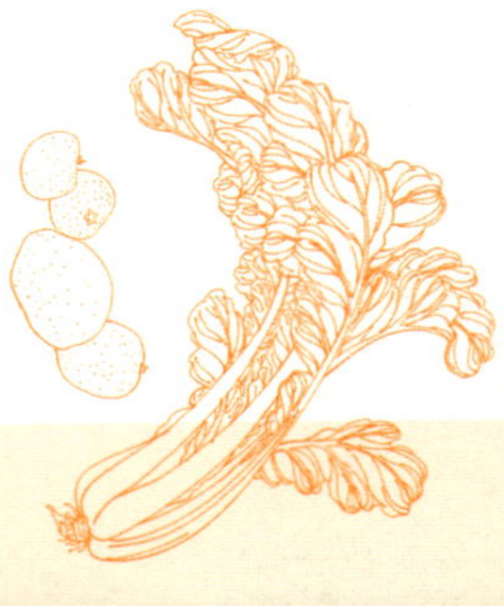

第六章 湿气一除，百病皆无

第七章 祛湿妙招，简便易行

第一章

关于祛湿，你需要了解的真相

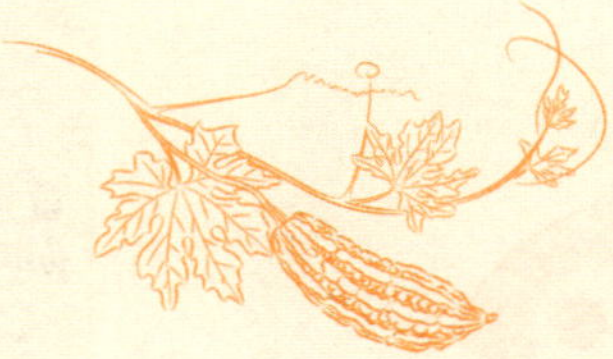

由于生活、工作紧张，缺乏运动成了现代人普遍存在的问题。很多上班族整天坐在电脑屏幕或办公桌前，没有时间运动，再加上不良的饮食习惯和长期处于潮湿、阴冷的环境中，湿邪就容易入侵体内，导致出现头身重困、关节酸痛等症状。湿邪为万病之源，懂得判断体内是否有湿气，掌握一些预防湿邪的要点，有利于维护我们的身体健康。

万病皆由湿气生

中医认为，在致病的风、寒、暑、湿、燥、火这“六淫邪气”中，湿乃万恶之邪。古话说“千寒易除，一湿难祛”，湿邪最容易渗透，且容易与其他外邪“勾结”，绝大多数疑难杂症和慢性病都与它有密切的关系，湿邪给人体带来极大的危害，是健康的一大隐患。

寒湿伤阳气

湿邪与寒邪同属阴邪，如果湿邪与寒邪结合，则成为寒湿，容易损伤人体阳气，使患者出现手脚冰冷、脘腹胀痛、恶寒、咳嗽等症状，还会导致肾阳不足、肾气虚，造成肾脏功能下降，引发血液亏虚、性功能障碍等。

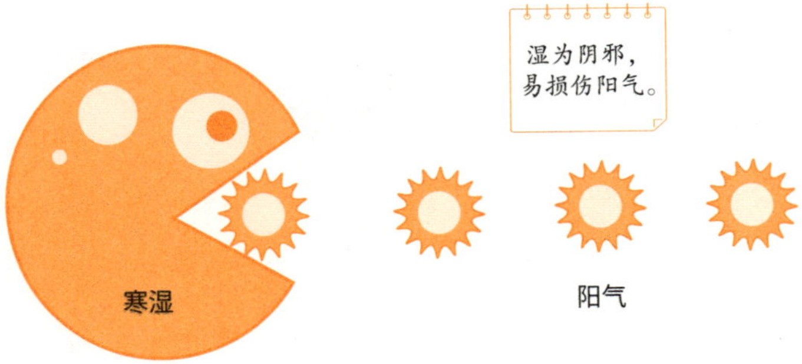

痰湿致肥胖

人体的津液就像江河湖泊一样，在身体上下、表里流淌，起着滋润身体的作用。而一旦体内水湿增多，津液流动就会减慢甚至停滞，聚集而产生痰湿，从而影响整个脏腑系统，造成水肿、肥胖，还易引起脂肪肝或其他心血管类疾病。

风湿多疼痛

如果湿邪与风邪结合，就会导致风湿。当风湿留滞在肌肉时，就会引起肌肉酸痛，局部皮肤灼热红肿；当风湿留滞在关节时，就会引起关节红肿疼痛、僵硬，甚至还会导致关节变形甚至丧失功能。

湿热伤肝胆

如果湿邪与热邪结合，就会导致湿热。患者会感到全身发热、头痛，当湿热困阻脾胃时间过长，必然伤及肝胆，使肝胆功能失常，胁肋会有灼痛、胀痛之感，而且双目、皮肤、小便都可能会出现不同程度的发黄，并伴有低热、口苦、没有食欲、腹胀、恶心呕吐、大便或秘或溏。此外，男性会表现为阴囊湿疹或睾丸肿胀、热痛等；女性则会表现为白带发黄、发臭及外阴瘙痒等。

湿毒的危害

水湿是人体水液代谢发生障碍所形成的病理产物。倘若湿气不能被及时排出体外，就可能发展成为对人体有害的湿毒；而如果体内堆积了较多毒素，毒素与湿邪结合，也会形成湿毒。

湿毒会对人体带来很大的危害，如果体内有湿毒，就会阻碍血液流通。同时由于湿毒性黏滞，这种特点表现在病程上就是缠绵难愈，病情较长或反复发作。湿毒可引发很多不适，如小便不畅、腹泻、痤疮、湿疹或身体不明原因的倦怠等。当湿毒侵袭皮肤时，就会出现皮肤瘙痒、疼痛，可形成脓疱、毛囊炎等，给个人形象和健康带来很大困扰。

祛湿是养生长寿的关键

对于中医而言，人体平衡为健康之根本。体内平衡，身体和生命才能处于稳定、和谐的状态。体内过燥过湿，都会招致疾病缠身，也就谈不上能够养生和长寿了。

阴阳失衡

人身上的疾病五花八门，数不胜数，其中很多为疑难杂症，甚至有的都没有名称，但无论是什么疾病，有多么难以治愈，其根本原因都在于阴阳失衡。《黄帝内经》云："阴胜则阳病，阳胜则阴病。"人能保持阴阳平衡就不会得病；人体阴阳关系一旦失衡，便会产生疾病。如果体内阴邪过胜，就会损伤阳气，表现为恶寒、肢冷等寒性病变；如果体内阳气过胜，就会耗伤阴液，表现为各种伤津、伤阴的病症。

燥湿平衡

人体内部唯有不燥不湿，阴阳平衡，人才能够内外和谐、气畅血和、脏腑和谐、情绪通达稳定。而一旦体内过于干燥，津液就会减少，导致出现唾液分泌减少、口角干裂、吞咽困难等症状，甚至还会损伤肾脏，诱发间质性肾炎；如果体内水湿过重，就会影响肝胆、脾胃功能，疏泄运化失司，气机升降失调，导致各种疾病。

法于阴阳

"法于阴阳，和于术数"是《黄帝内经》提出的养生总原则，人若能遵循这一原则养生，就能达到阴阳平衡、体内气机不燥不湿、健康长寿的目的。

“法于阴阳”有两层含义：一是效法外在的阴阳，即天地自然的阴阳，按照自然界的变化规律而起居生活，如“日出而作，日落而息”，随四季的寒温变化而适当调理精神、饮食，增减衣被等；二是要调和体内阴阳，令筋脉柔和，骨髓坚固，气血畅通，病邪就不能入侵，身体才能保持健康状态。

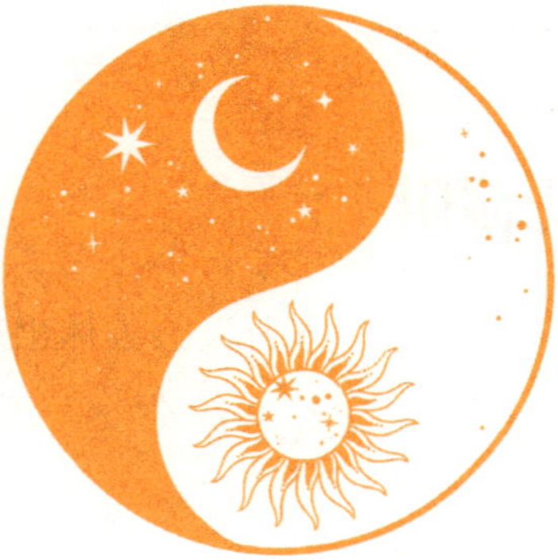

人体气血阴阳平衡，才是健康的保证。

和于术数

“和于术数”是根据正确的养生保健方法进行调养锻炼。

要善于调节自己的情绪，保持平和、豁达的心态，才能有益于健康和长寿。

平时要适量运动，做做按摩、艾灸、刮痧等。

饮食结构要根据季节变化进行调整，天气炎热时，饮食以适量、清淡为宜，少食肥腻食物；天气寒冷时，多食敛阴护阳、性温热御寒并补益的食物。

身体维持在不燥不湿的状态，才能够保持持续的生命活力。注重养生之道，调和身体的气血阴阳，人体保持长期平衡状态，人才会健康无病，达到延年益寿的目的。

自查自检，让湿邪无处遁形

如果体内有湿邪留滞，就会引起各种疾病。很多人并不知道自己体内是否有湿，其实湿气重的情况下身体会发出一些信号警示，我们平时应多加注意，自查自检，就能发现体内湿邪的信号。

面色发黄，或是脾虚湿阻

《黄帝内经》指出“有诸形于内，必形于外”，人体出现问题，一定会在体表显现出来。

中医认为，
黄色对应脾，
而脾主水湿运化，
面色发黄时，
很可能是脾胃虚弱、
气血两亏或者脾虚有湿。

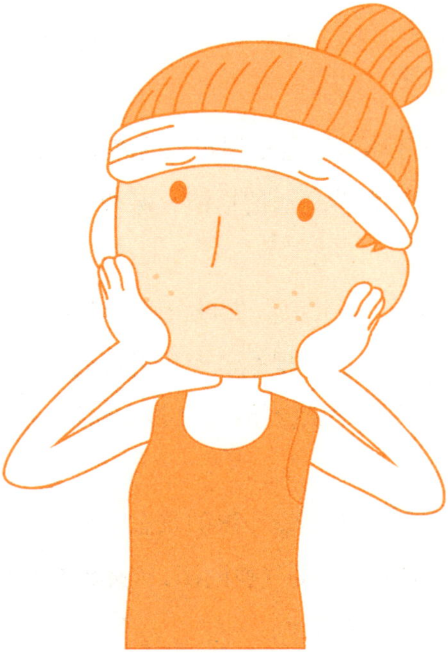

五脏功能及气血盛衰，都可从面部的色泽上表现出来。如果机体功能正常、气血生化充足，肌肤就能得到充分的滋养。相反，如果机体功能减退，湿邪入体，气血运行不畅，面部就会失去光泽。

观察面部颜色和表情，是望诊的重要内容。一些儿童患者表达能力有限，他们无法清楚地表达自己病情状况所导致的不适。这时医生通过看脸观面，判断人体脏腑、气血、皮毛、肌肉、精气等变化，从而了解患者的身体状况。

通过皮肤的颜色变化来诊断疾病。

如果面色红润且有光泽，说明身体健康，五脏调和。

如果面色偏黄且虚浮，多由脾虚运化失司，水湿泛溢肌肤所致。

如果面色萎黄，水肿较严重，唇色苍白，说明脾气亏虚，脾胃不和，体内有湿邪，属于虚湿。

如果面色萎黄泛红，如橘红色，同时出现尿色偏黄或偏红，说明体内有湿热。

如果面上出现痘痘，说明肺胃湿热，阴虚火盛，使湿热瘀积于面部，才会长痘。

如果面上长斑，说明脾虚湿盛，导致气血痰瘀积滞皮下，上蒸于颜面。

眼睑肿胀，就是湿气停滞

眼睛是视觉器官，是人体最重要的感官之一。尽管眼睛占的体表面积和容积小，但它却是我们身体不可或缺的组成部分，对我们生活的重要性不言而喻。一旦眼睛出现问题，便会给我们的生活带来很多不便。

眼睛之所以能看清五体，辨别颜色，离不开五脏六腑精气的输注和滋养。脏腑功能、经络运行对眼睛的生理功能起着重要的作用。《灵枢·

大惑论》指出“五脏六腑之精气，皆上注于目而为之精”，揭示了眼的发育构成是五脏六腑精气作用的结果，脏腑精气上注于目主要依靠经络的沟通作用。中医认为，眼睛的特定部位与人体的脏腑有着密切关系，这对人体一般疾病的诊断有着重要作用。

因此，中医十分重视目部望诊，认为目部与面诊具有同等重要的价值，都是望诊的重要部位。医生通过观察患者眼睛的情况，可诊察五脏六腑的病变，了解患者身体的健康状况。

通过观察眼睛，就可以判断出体内是否存在湿气。

如果眼睛清澈明亮，黑白分明，精神焕发，说明气血充足，体质不燥不湿。

如果眼睑水肿，很可能是肠胃功能不佳，导致体内湿气积聚。

如果有下眼袋，而且下眼袋很大，提示脾气不足，水湿运化不畅，体内有水湿滞留。

如果有黑眼圈，且颜色较深，说明脾虚湿盛。

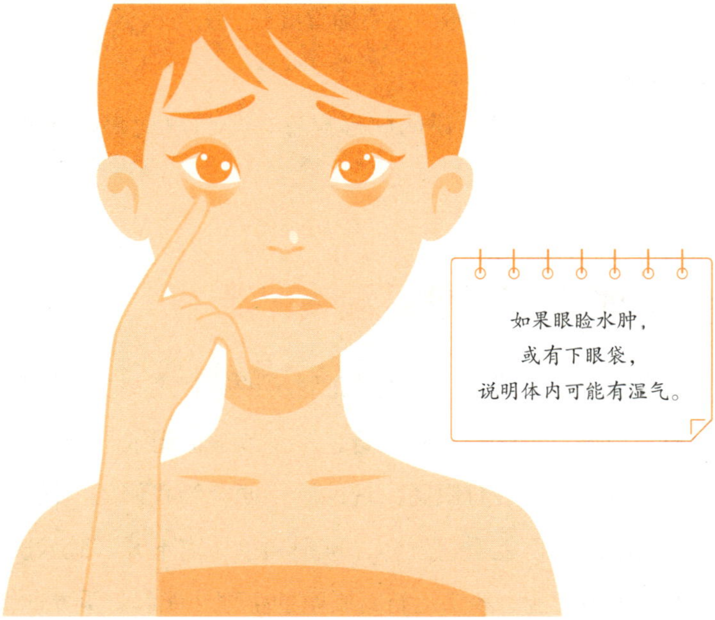

舌苔黄腻，多为湿热蕴滞

舌头是由人体最强韧有力的肌肉群构成的重要器官。舌头不仅能让我们懂得饮食的乐趣和价值，而且还能反映出我们体内五脏的健康状况。

中医认为，舌苔是由胃气熏蒸谷气上承于舌面而成，而胃为人体消化食物的主要器官之一，主受纳腐熟水谷的功能。消化吸收的水谷精微，只有在脾的运化作用下才能化生气血津液，供养全身。因此，人体脏腑的盛衰、津液的虚实、疾病的深浅轻重，都能在舌苔上客观地反映出来。

观察舌苔可以得知身体的健康状态。

如果舌苔为一层薄薄的白苔，干湿适中，分布均匀而湿润不腻，说明身体健康。

如果舌苔中心微黄，舌质颜色鲜红，舌苔腻厚而不润，口苦，同时出现尿量少、尿色赤黄，说明体内湿热较重，湿犯三焦。

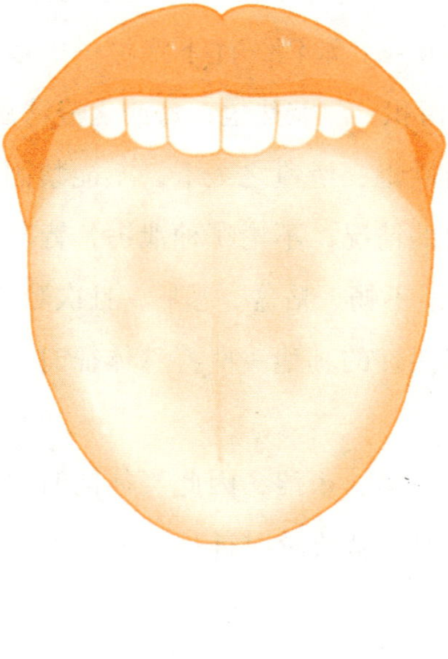

舌苔厚是体内有湿气的最典型特征；如果舌苔粗糙，很厚，还带有黄色，则说明身体湿热。

如果舌苔发白，舌质偏白，说明体湿脾虚，气血两虚。

如果舌苔发黑，说明体内寒气过重，脾胃功能很差，体内寒湿很重。

如果舌体肥胖，舌苔腻而润，并感觉体重倦困、胸闷不适，说明体内痰湿较重，痰浊上逆，肠胃的消化功能较差。

如果舌质松软而无弹性，舌体肿大，有浮肿感，或边有齿痕，并经常感觉体乏无力，说明体内脾虚湿盛，属于虚湿。

大便黏滞，多因体内湿盛

从大便可以判断疾病。有的人大便几乎没有成形的时候，而且非常黏滞，经常粘在马桶上，有可能冲一次水还冲不干净。

如果体内有湿热，脾胃就会受到伤害，因此从大便的性状来看，也可以判断出我们的体内是否有湿热。

如果患者大便状况黏滞不爽，不成形，形似溏泥，不过不是便泄，这很可能是体内湿热过盛所引起的。《难经》中指出："湿盛成五泄。"在《临证指南医案·泄泻》篇也提及："泄泻，注下症也……飧泄之完谷不化，湿兼风也；溏泄之肠垢污积，湿兼热也；鹜溏之澄清溺白，湿兼寒也；濡泄之身重软弱，湿自胜也；滑泄之久下，不能禁固，湿胜气脱也。"这里列举了几种大便的情况，不论哪种泄泻，皆与湿有关。观察自己的大便，如果出现排泄不畅、粘盆、恶臭，且次数不多，或腹泻和溏泄的次数多，并伴有湿热症的其他一些特殊体征时，则可断定体内有湿热。

此外，湿热体质者的小便多黄、臭、短涩，因此当你同时出现大便黏滞不爽或欲便不得，临厕空蹲时，就要及时进行调理。

如果大便不成形，
长期便溏，
必然体内有湿。

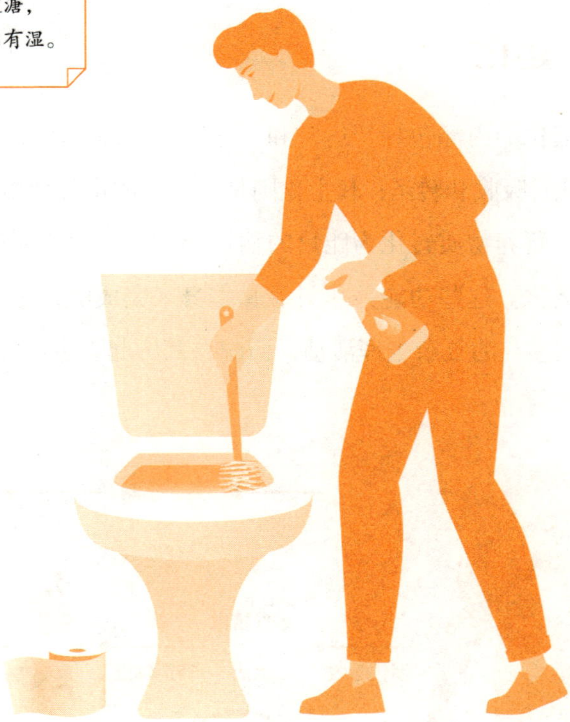

健脾是祛湿的法宝

《黄帝内经》云："诸湿肿满，皆属于脾。"可见，人体水湿代谢离不开脾脏。如果脾运化水湿的功能失常，就会引起水湿潴留的各种病变。要纠正身体湿气重的情况，必须健脾化湿。

脾主运化

脾主运化的内涵包括"运"和"化"两方面。脾主运侧重脾对水谷精微的消化、吸收和转运；脾主化则是将吸收的水谷精微，化生精、气、血、津液等营养物质转化为能量的输送形式。同时代谢产物的排泄也要借助脾的运化。这些功能并非只靠脾本身来完成的，是由胃、小肠等多个脏腑共同参与的复杂生理活动，而脾在其中起着主导作用。

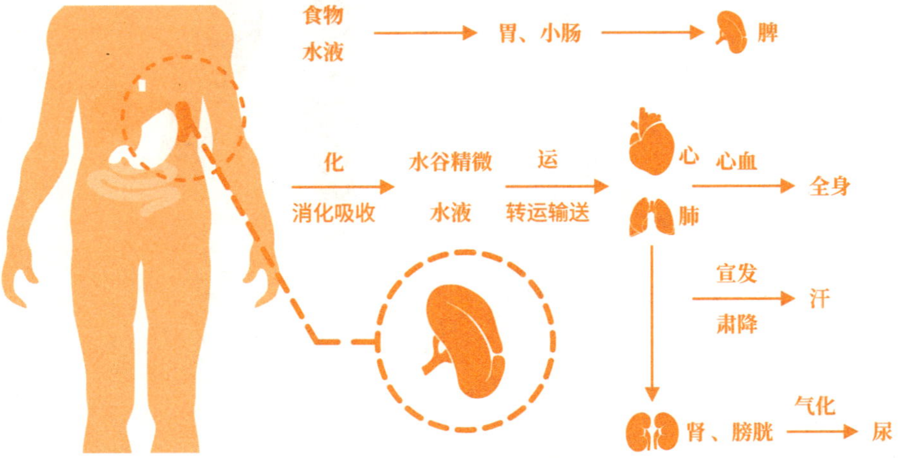

运化水谷和水湿

脾的运化功能分为运化水谷和运化水湿。水谷是指日常的食物，水湿则指人体内的水液。

脾气旺盛，则水谷精微的消化、吸收与运输功能才能旺盛，水液的输布、排泄才能正常，从而保持着相对的平衡状态；反之，如果脾气虚弱，运化失职，则会引起食欲不振、腹胀、便溏、倦怠等症状，导致水液代谢失常，引起痰饮、水肿等病症。

脾的运化功能正常，则摄入到体内的水液，就能正常地输布于心肺，再通过心肺而布达周身脏腑器官，起濡养、滋润作用；同时，多余的水液也能及时地输送到相应的器官（如肺、肾、膀胱、皮肤等），以汗和尿液的形式排出体外。反之，就会导致水湿内停。

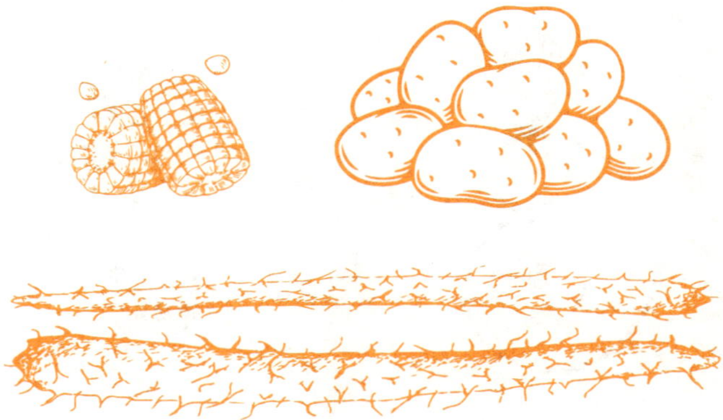

中医有“黄色入脾”的说法，因此，健脾可多吃玉米、土豆、山药等黄色食物。

健脾化湿，不让湿邪作乱

脾胃的阳气是运化水湿的根本动力，如果脾阳虚，就会造成体内水湿堆积。所以要祛湿，必须健脾。通过饮食来健脾是不错的方法，平时宜食用一些可补益脾脏的食物，如玉米、牛肉、鸡肉、猪肚、藕、扁豆、山药、胡萝卜、洋葱、平菇、红枣、桃、葡萄等。少吃或忌吃性寒凉、易损伤脾气的食品，忌吃味厚滋腻、易阻碍脾气运化的食品，如苦瓜、冬瓜、海带、螃蟹、鸭子等。

食后摩腹能养脾胃

食后摩腹，可助脾胃运化，避免湿邪上身。具体方法：每顿饭后，将双手搓热，叠放于上腹部，按顺时针方向轻轻环转推摩，自上而下，自左而右，每次 20~30 圈。这种方法有利于促进胃肠消化功能及腹腔血液循环。

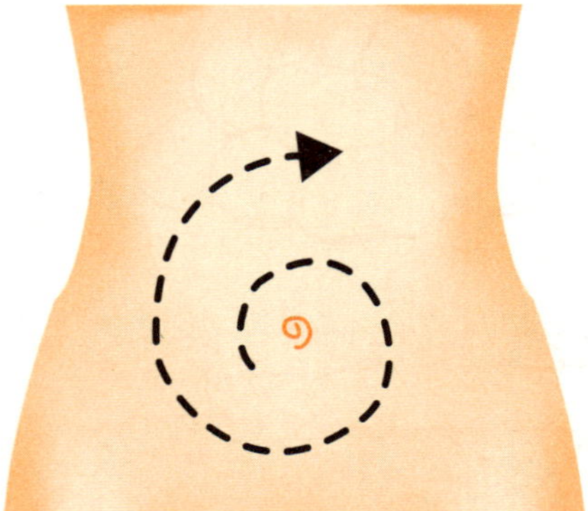

每天按摩腹部能够增强脾胃的消化能力，对便秘的朋友来说，还能起到很好的通便功效。

对症祛湿才有效

湿聚为痰形成痰湿，湿与寒在一起叫寒湿，与风在一起叫风湿，与热在一起叫湿热，脾虚湿盛则形成虚湿。祛湿首先要分清湿邪的类型，对症祛湿才有助于排出湿邪。

祛痰湿

痰湿的“痰”并非指呼吸道的分泌物，而是指人体津液的异常积留，属于病理性的产物。痰湿的生成与脾、肺、肾三脏的关系密切，脾、肺、肾运转无力，体内的痰湿就会越积越多，更加阻碍运转。因此，痰湿者重在养脾肺肾、祛湿化痰。

形成原因	主要症状	调养食材
饮食不节制，吃得过多、过油、过甜；居住环境比较潮湿，或者夏天穿衣较少，或者冒雨涉水等，导致外来的水湿在体内聚集，运化不出去；经常久坐少动	以体形肥胖、腹部松软为主要特征，主要表现为面部皮肤油腻多脂、面色暗淡，容易出汗，经常自感胸闷、痰多，眼睛稍有浮肿，口黏腻，喜食肥甘甜黏之品；大便次数多、不成形，小便微浑浊，舌体大而胖，舌苔白腻；白天嗜睡，晚上睡眠不实	茯苓、白术、大枣、薏苡仁、山药、赤小豆、冬瓜、扁豆、莲子、陈皮、砂仁、肉桂、干姜、山楂、竹笋、海带、紫菜、海蜇、白萝卜、绿豆芽、枇杷叶、鲫鱼

粳米车前萝卜粥

材料：粳米 80 克，车前草 100 克，白萝卜 150 克，大葱 20 克，盐少许，香油适量。

做法：

① 粳米淘洗干净；车前草洗净；白萝卜洗净，切丝；大葱择洗干净，切段。

② 粳米放入砂锅中，加入 700 毫升清水，大火煮沸后用小火煮 15 分钟，下入白萝卜丝煮 20 分钟，再放入车前草和葱段煮 5 分钟，加盐和香油调味即可。

砂仁陈皮鲫鱼汤

材料：鲫鱼 1 条，砂仁 3 克，陈皮 3 克，香菜末 20 克，姜片 10 克，盐少许，食用油适量。

做法：

① 鲫鱼收拾干净，控干水分。

② 锅中倒油烧热，放入鲫鱼煎至两面金黄，倒入适量开水，加砂仁、陈皮、姜片，大火煮至汤汁呈奶白色，加盐和香菜末调味即可。

红豆薏米莲子羹

材料：红小豆（即赤小豆）30 克，薏米（即薏苡仁）30 克，莲子 20 克，黄芪粉 10 克。

做法：

① 红小豆淘洗干净，用清水浸泡一夜；薏米淘洗干净，用清水浸泡 1 小时；莲子洗净，用清水泡软。

② 将泡好的红小豆、薏米和莲子放入砂锅中，加黄芪粉和 500 毫升清水，大火烧开后转小火煮至软糯黏稠即可。

祛寒湿

湿气重了就会生寒，湿与寒又容易联合形成寒湿。寒湿侵袭人体，会伤及卫阳（卫阳即卫气，是行于脉外而具有保卫作用的气），或伤及肺阳气，或伤及脾胃阳气，或伤及心阳，或伤及肾阳，或伤及肝阳，或多脏阳气受伤。因此，寒湿者重在祛寒燥湿提阳气。

形成原因	主要症状	调养食材
先天阳气不足；爱吃各种生冷食品，如冰淇淋、冰镇饮料；衣着喜欢露脚踝、露膝盖、露脐、露肩、露背；久坐不动，缺乏运动	舌苔白腻；形体肥胖，体味较大；形寒肢冷，四肢关节疼痛，出冷汗，爱打喷嚏、流鼻涕，身体浮肿，容易长湿疹、白癜风、牛皮癣等；女性痛经、小腹发凉；不爱动，喜温暖，喜夏厌冬；腹胀、腹泻、腹痛，不能吃冷食；大便次数多、不成形，腹泻、五更泻，尿量多且色清如水	羊肉、牛肉、鸡肉、猪肚、赤小豆、山药、韭菜、香菜、大枣、高良姜、葱、蒜、花椒、小茴香、川椒、白术、砂仁、草果、肉桂等

高良姜粥

材料：高良姜 10 克，粳米 100 克。

做法：

① 高良姜洗净，放入砂锅中，倒入没过姜的清水，大火烧开后改用小火煮 30 分钟，去渣取汤；粳米淘洗干净。

② 汤中放入淘洗好的粳米，再倒入适量清水，小火煮成米粒熟烂的稀粥即可。

花椒羊肉汤

材料 花椒粒 3 克，姜片 15 克，当归 20 克，羊肉 350 克，盐少许，葱花、胡椒粉各适量。

做法 羊肉洗净，切块，与花椒粒、姜片、当归一起放入砂锅中，加入没过锅中食材的清水，大火煮沸后改用小火煮 1 小时，加盐、葱花和胡椒粉调味即可。

艾叶红枣鸡蛋汤

材料 干艾叶 30 克，红枣 8 颗，鸡蛋 2 个，红糖适量。

做法

① 艾叶洗净；红枣洗净，去核；鸡蛋洗净蛋壳表面的脏污。

② 把艾叶、红枣、鸡蛋放入砂锅中，加入没过锅中食材的清水，大火烧开后改用小火煮 10 分钟，取出鸡蛋去壳，再把鸡蛋放回锅内煮 15 分钟，加红糖调味即可。

祛风湿

人体如果同时受到风、湿这两种外邪的侵袭，就会形成风湿。如果我们的正气不固，脏腑功能失常，气血不调，就容易得风湿。但只要阴阳调和、正气乃固，风湿就能得到很好的控制。日常注意防风、保暖、祛湿，不受风湿的外邪侵袭，就不易患上风湿。因此，风湿者重在祛风湿、补正气。

形成原因	主要症状	调养食材
居住环境冰冷潮湿；长时间待在空调房里；经常光脚在冰冷的地板上行走；穿湿衣湿袜；贪吃冰凉生冷食物；多雨、秋冬交替季节没有做好防潮保暖	头胀，头痛，头沉重如裹，眼睛干涩；舌红，苔薄白；食欲不振，大便不成形；皮肤出现红斑、荨麻疹；肌肉酸痛，肢体麻木，关节红肿疼痛，关节僵硬、畸形，手脚、膝、腰部、后背疼痛；发热，疲乏无力	当归、黄芪、宣木瓜、薏苡仁、桑葚、樱桃、葡萄、葱白、黄鳝、枸杞子、大枣、白扁豆、绿豆、苦瓜、马齿苋、丝瓜、豆腐、芹菜、山药、香菇、黑木耳等

肉桂米酒粥

材料 肉桂 3 克，米酒 30 毫升，大米 60 克，白糖少许。

做法

① 肉桂掰成小块；大米淘洗干净。

② 大米、肉桂放入砂锅中，加入米酒和适量清水，大火烧开后改用小火煮至米粒熟软，加白糖调味即可。

黄鳝紫苏汤

材料 黄鳝 500 克，黄瓜半根，紫苏 10 克，盐、食用油各少许。

做法

① 黄鳝收拾干净，用开水焯烫去血水、黏液，切小段；黄瓜洗净，切片；紫苏洗净。

② 锅倒油烧热，放入黄鳝煸炒，加入没过锅中食材的清水，煮开后用小火煮 20 分钟，下入紫苏、黄瓜片略煮，加盐调味即可。

樱桃银耳汤

材料： 红樱桃 150 克，水发银耳 1 朵，冰糖少许。

做法：
① 红樱桃洗净，去核；银耳去蒂，洗净，撕成小朵。
② 银耳放入砂锅中，加入适量清水煮开，再用小火煮半小时，下入樱桃煮 10 分钟，加冰糖调味即可。

祛湿热

湿与热在一起同时伤人，被称为湿热。脾胃虚弱，脾运化功能失常，体内水湿津液不能被正常运化，聚集在体内就成了湿邪。湿邪郁久化热，便会形成湿热。因此，湿热者重在健脾养胃、清利湿热。

形成原因	主要症状	调养食材
气候炎热，潮湿；过度思虑，情志不畅；嗜酒，饱食，多食肥甘厚腻，饮食无规律	脾气急躁；多梦，睡眠不实，早醒；身体肥胖，体味大，腰酸背痛；易生湿疹，易得癣症；女性常外阴瘙痒，男性常阴囊潮湿；油光满面，面部发暗，多有痤疮，眼袋下垂，黑眼圈，头晕，容易脱发；口苦、口干、口臭，唇干发红，牙龈红肿，舌苔黄腻，有痰，胃胀，食欲不振；小便短赤、黄；大便黏稠或黏滞不成形，味臭	赤小豆、薏苡仁、绿豆、糙米、丝瓜、芹菜、绿豆芽、茼蒿、苦瓜、黄瓜、大白菜、小白菜、竹笋、莲藕、冬瓜、海带、鸭肉、荸荠、甘蔗、麦冬、白茅根等

金银花蛋汤

材料 干金银花 15 克（鲜金银花 30 克），鸡蛋 2 个，盐、香油各少许。

做法

① 金银花清洗干净；鸡蛋磕入碗中，打散。

② 汤锅置火上，放入金银花和适量清水烧开，用小火煮 3～5 分钟，淋入鸡蛋液搅拌成蛋花，加盐和香油调味即可。

小白菜薏苡仁粥

材料 小白菜 500 克，薏苡仁 60 克，盐、香油各少许。

做法

① 薏苡仁淘洗干净，用清水浸泡 1 小时；小白菜择洗干净，切碎。

② 将薏苡仁放入砂锅中，加入 500 毫升清水，大火烧开后改用小火煮至薏苡仁熟软，下入小白菜略煮，加盐和香油调味即可。

丝瓜猪瘦肉汤

材料 丝瓜 250 克，猪瘦肉 100 克，姜丝适量，盐、食用油各少许。

做法

① 丝瓜刮净绿皮，去蒂，切成滚刀块；猪瘦肉洗净，切片。

② 锅倒油烧热，炒香姜丝，放入肉片煸炒至变色，下入丝瓜块翻炒均匀，倒入没过锅中食材的清水，大火烧开后改用小火煮 15 分钟，加盐调味即可。

祛虚湿

脾虚湿盛又叫作虚湿。脾虚必然生湿，有湿必然伤脾。体内有湿，首先要健脾，脾强健则湿邪去。另外，湿为阴邪，最易耗伤人体元气，要注意保护元气、补足元气。因此，虚湿者重在健脾益气。

形成原因	主要症状	调养食材
天生脾虚；用脑过度；长期熬夜；爱吃冰镇冷饮、辛辣刺激性食物；久坐不动，缺乏运动；为了减肥过度节食	不爱动，易感冒，爱出汗，肢体倦怠，肌肉麻木，关节屈伸不利，容易抽筋；头胀、头痛、头沉重如裹，眼睛干涩；舌苔薄白或白腻；口渴喜热饮，食欲不振，恶心，腹胀，腹痛，泄泻或大便不成形；痛经，月经不调，月经量过多或过少	粳米、糯米、小米、锅巴、熟藕、栗子、山药、黄豆、豆腐、扁豆、豇豆、鸡肉、牛肉、羊肉、兔肉、牛肚、猪肚、鲫鱼、莲子、芡实、大枣、鹌鹑、土豆、香菇、人参、党参、黄芪、白术等

参枣粥

材料 党参、红枣各 10 克，糯米 80 克，白糖少许。

做法 把党参和红枣洗净，用清水浸泡 2 小时，放入砂锅中，加入 1000 毫升清水煮开，用小火煮 30 分钟，倒入淘洗干净的糯米，煮开后小火煮 40 分钟至粥成，加白糖调味即可。

甜酒酿山药羹

材料· 甜酒酿 250 克，鲜山药 80 克，糖桂花、白糖各少许，水淀粉适量。

做法· 山药洗净，削皮，切小丁，放入砂锅中，加入 500 毫升清水，大火烧开后改用小火煮熟，再加入甜酒酿、白糖煮开，用水淀粉勾薄芡，盛出，撒上糖桂花即可。

黄芪鲫鱼汤

材料· 黄芪片 15 克，鲫鱼 1 条，生姜 3 片，料酒适量，盐、食用油各少许。

做法·

① 黄芪片放入砂锅中，水煎 2 次，去渣，合成一碗汁；鲫鱼收拾干净。

② 锅倒油烧热，放入鲫鱼煎至两面色泽金黄，加入姜片、料酒和没过鲫鱼的清水，大火烧开后改用小火煮至鲫鱼熟透、汤汁奶白，加盐调味即可。

第二章

顺应四时养生，远离湿邪侵袭

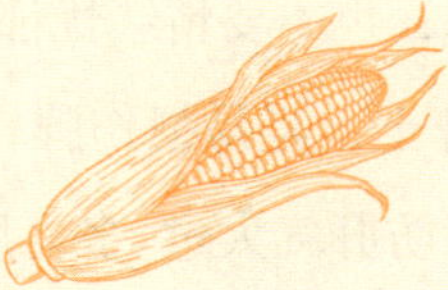

自然界有春夏秋冬四时的推移、五行的变化，形成了春生、夏长、长夏化、秋收、冬藏的规律，产生了寒、暑、燥、湿、风的气候。不同的气候，决定了祛湿的重点也不同，我们应遵循气候变化的规律来祛湿，才有助于强身健体。

春季养肝防风湿

春季是万物复苏的季节，这时人体的阳气也升发渐长。春季应注意避寒湿、养好肝脏，保持体内阳气充沛，温补阳气，就能避免湿邪的侵袭。

养肝祛湿

中医认为，“肝者……通于春气”。肝与春相应，在五行中皆属于木，木的生理特点是“木曰曲直”，即向上生长和向外舒展，具有生长、升发、条达、舒畅的特点，因此春季要注意养肝，使肝气升发、情志调畅，也有利于脾气升发。脾气正常，就不容易被湿邪所侵。

中医认为肝主疏泄，在志为怒，喜通达、恶抑郁。因此，春季养生保持轻松愉快，要力戒暴怒，也不要情绪忧郁。

春季肝气旺，肝木克脾土，容易损伤脾胃，因此要顾护脾胃。在饮食方面，要少食酸味食品，以防肝气太过。多食用一些甘味食物，如胡萝卜、红枣、蜂蜜、红薯等。这类食物还有助于促进消化，帮助排除体内代谢废物，预防湿毒。

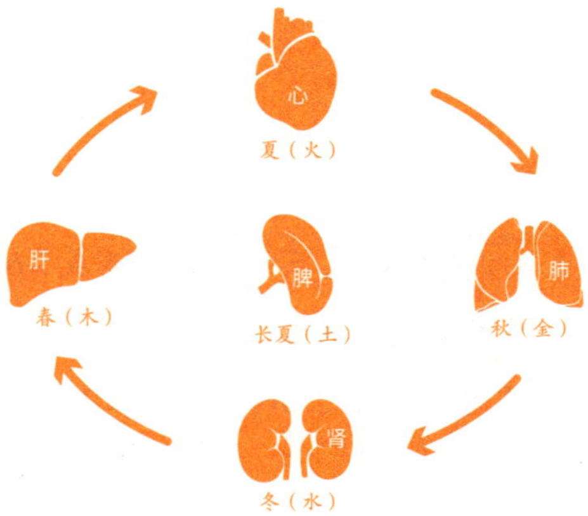

防风，不让湿邪有机可乘

春季多风，风邪外袭多从皮毛肌腠而入。风邪四季皆有，但为春季之主气，所以春季防病，首先要防风。但是风性善行而数变，无孔不入，就像无形的刀剑，很容易伤人，导致各种疾病。日常生活中如何做好防风呢？

首先要合理增添衣物。人们常说“春捂秋冻”，事实上，科学的做法应该是一年四季适时增减衣服。春捂是为了让密闭的肌肤腠理开放，有利于阳气由内往外生发，但不能“捂”得太过，衣服也不能骤减，要随气候的变化适当增减，以不冷不热为宜，这样才符合春天养生，也能避免湿邪袭身。若遇大风天气，务必做好防风工作。在乍暖还寒的春季，出门时应穿上外套或风衣，围上围巾，戴上薄帽等，能有效抵御风邪的入侵。

其次，要及时关上窗户。冬季因为天气寒冷，一般都会关闭门窗，导致室内空气不流通。因此当春天到来时，人们就会早早地敞开窗户，保持室内空气新鲜。但是，开窗通风也要有度，不能整天 24 个小时都将窗户开着。可以在天气晴朗时，开窗通风几小时。在晚上气温下降或起风的时候，应及时关闭门窗，防止风邪。

樱桃祛风除湿，减疼消肿

樱桃性温，味甘、酸，归脾、肝经，全身皆可入药，有祛风除湿、消肿止痛、解表透疹、补中益气养血、收敛止泻等功效，对于四肢麻木、病后体虚、倦怠少食、风湿腰腿痛、贫血等均有一定的防治功效。

樱桃营养丰富，尤其是富含铁元素，每 100 克樱桃中含铁量多达 59 毫克，居水果之首；其维生素 A 的含量则比葡萄、苹果、橘子多 4 ~ 5 倍；此外，其中还含有维生素 B、维生素 C 及钙、磷等矿物元素。

美国科学家研究发现，经常吃樱桃，有助于减轻疼痛，消除肿胀，对关节炎和痛风的防治很有效。他们认为，樱桃中的一些特殊物质，在治疗关节炎和痛风类炎症的效果上胜过阿司匹林，且使用简单，每天嚼食 20 粒樱桃即可达到治疗目的。

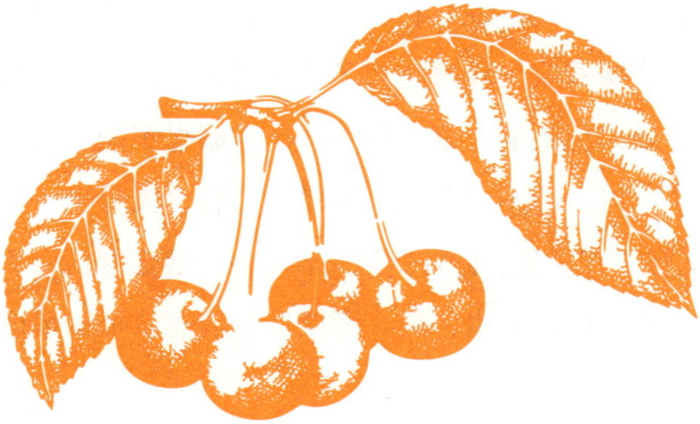

樱桃能祛风除湿，对风湿腰腿疼痛有良效。

祛寒湿

春季处于冬夏之交，冷空气和暖空气交替频繁，天气变化复杂，气温不稳定。有时候上午还是阳光明媚，下午却开始下起雨来。机体很难适应这种忽冷忽热的气候，如果身体不小心受寒，就容易引起寒湿。因此春季要做好保暖工作，在户外锻炼时的衣着穿戴要适宜，随时注意防寒保暖，以防出汗后着凉。

用花椒水泡脚能祛寒湿

花椒为一种常用香料，可除各种肉类的腥气，此外，还具有促进唾液分泌、增加食欲、扩张血管的作用。

中医认为花椒是大辛大热的，辛能发散祛湿，热能温散寒湿，因此用花椒水泡脚可以祛寒湿。制作方法很简单：取 100 克花椒，装入纱布袋，或者直接取一把花椒，约 30 克，投入清水中，用大火烧煮，待水开后，转小火继续煮 15 ~ 20 分钟即成。泡脚时温度不宜过高，人体耐受即可，水位需没过脚踝，浸泡时长 15 分钟左右，身体微微出汗为佳。

用花椒水泡脚应适度，不宜长期连续进行，且该方法并非适用于所有人。该法主要适合体质偏虚寒，或者是平素体质比较寒的人。

红薯芥菜汤

材料 芥菜心 300 克，土鸡半只，红薯 200 克，嫩姜 50 克，盐、香油各少许。

做法

① 芥菜心洗净，切丝，汆烫去苦涩味；红薯及嫩姜分别洗净切成丝状；鸡肉洗净切块，以热水汆烫去血水。

② 将所有材料放入锅中，加水一起煮至鸡肉熟，加盐调味，起锅前淋上香油即可。

无花果扁豆汤

材料 白扁豆 100 克，无花果 75 克，番茄、洋葱各 1 个，月桂叶 1 片，葱 2 根，姜、食用油、盐各适量。

做法

① 番茄去皮洗净，切丁；洋葱切丁；葱切段，姜切片；白扁豆及无花果冲洗干净，白扁豆切段。

② 油爆香葱段、姜片，放入洋葱丁、番茄丁，以小火炒 5～7 分钟直至变软；转中火后，倒入适量清水和月桂叶，煮 30 分钟；放入白扁豆段及无花果，盖上锅盖，再用小火煮 30 分钟，加盐调味即可。

夏季健脾养胃防暑湿

暑湿是以身热、头痛身重、微汗、口渴、脘痞胸闷等为主要临床表现的一种急性外感热病。多发生于夏季或夏秋之交。夏季气候炎热，容易形成暑兼湿邪，若因人体正气不足，贪凉饮冷，以致水湿内停，易感受暑兼湿邪而致病。因此在夏季，应注意祛除暑湿。

夏季健脾养胃

中医认为，大暑到秋分这一阶段称为长夏，长夏养生，重在于脾。长夏是夏季的最后阶段，自然界闷热潮湿，人体阳气仍然是浮盛于外，而体内的脾胃阳气相对不足，人们在这个时候又喜好贪凉饮冷，加重脾胃负担，从而导致呕吐、腹泻等脾胃疾病。所以长夏的养生，重点是养护脾胃。脾的运化功能最易受到湿邪伤害，因此长夏养脾胃要注意预防湿邪。天气热开空调、喝冷饮、吃凉菜，如果过度就会损害脾阳，造成脾失健运，湿邪内生。

脚趾运动可养脾胃

中医认为，人体10个脚趾分别与脏腑相通，即大脚趾对应肺和大肠，二趾对应脾和胃，三趾对应心和小肠，四趾对应肝和胆，小趾对应肾和膀胱。因此刺激脚趾，能通过经络反射到相应的脏腑器官，从而有效调节脏腑功能，使其正常运行。平时不妨多做做脚趾抓地或抓鞋底的动作，每次5分钟左右即可，可以两脚同时进行，也可分别进行，每天2 ~ 3次。

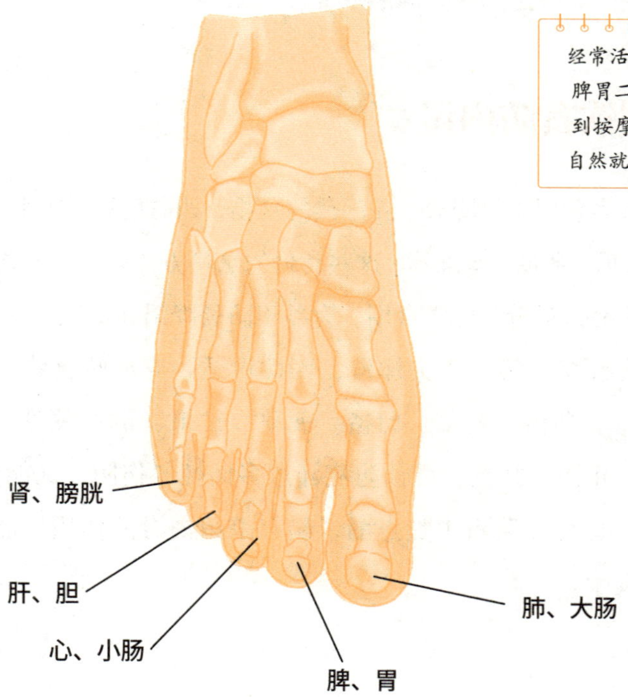

经常活动脚趾，脾胃二经会受到按摩，脾胃自然就舒畅了。

夏季除了防暑降温，还要祛湿

夏季天气酷热，人们都知道要防暑降温，并采取了各种办法。而对于除湿，除了稍懂些养生知识的人，多数人都没有这个意识。

夏季虽热，却是湿气当令的时候，湿邪易于侵及脾脏，导致运化失常。《温热条辨》中指出：湿热病系感受外界湿热病邪而成，即六淫中的暑、湿二气合为病，《温热论》中有：“热为天之气，湿为地之气……湿热两合，其病重而速。”强调了夏季暑热勾结致病的严重性。

由于暑夏季节天气闷热，降雨较多，在湿热的环境中，东西容易腐败，产生难闻的味道，又湿又闷的“桑拿天”，让人感觉非常不舒服。

此时如果不注意防暑、降温、除湿邪，很容易导致湿热停滞体内而得病，比如诱发湿疹、湿热感冒、湿热痘疮等病症。

合理饮食防内湿

夏季可多食用防暑降温、除湿热的食物，如白扁豆、赤小豆、绿豆、薏苡仁、苦瓜、冬瓜、丝瓜等。这些食材的烹饪方法多样，可煮成汤、粥，也可炒制成美味菜肴，经常食用，有益于防暑降温和除湿。

夏季出汗多，容易丢失津液，因此可适当吃酸味食物，如番茄、柠檬、草莓、乌梅、葡萄、山楂、菠萝、杧果、猕猴桃等，它们的酸味能敛汗、止泻、祛湿，可预防流汗过多而耗气伤阴，又能生津解渴，健胃消食。也可在菜肴中加点醋，醋有杀菌消毒的作用，能够防止胃肠道疾病发生。

夏季适量吃些苦味食物，能清泄暑热，增进食欲。

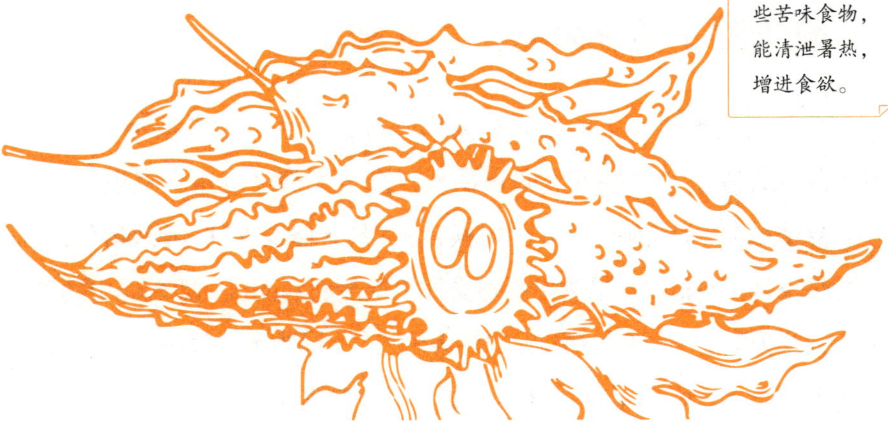

健康生活避外湿

夏季酷热难熬，但也不能一直待在空调房间里。在夏季人体为了把体内的热散出来，腠理开泄，毛孔打开，直接、过度地使用空调会使寒气直接从皮肤入侵体内。在晚间睡觉时，要在腹部盖上薄被，防止受寒。

不要久居潮湿的环境中，勤洗、勤晒被褥卧具，保持所穿的衣服干燥，忌穿湿衣，还要注意不要坐在露天的木头上。民间有“夏不坐木”的说法，夏季温度高、空气湿度大，长时间露天放置的木质椅凳，经过雨淋，含水分较多，表面看上去是干的，可是在太阳暴晒后，便会向外散发潮气，人长时间坐在上面，会诱发皮肤病、痔疮、风湿和关节炎等。因此，暑夏防湿要从生活点滴做起，以免招致湿热伤身。此外，每天晚上用热水泡泡脚，也能防止湿热缠身。

天热开空调期间要多注意开窗通风，或者把空调的温度调得高一点，尽量调至除湿模式。

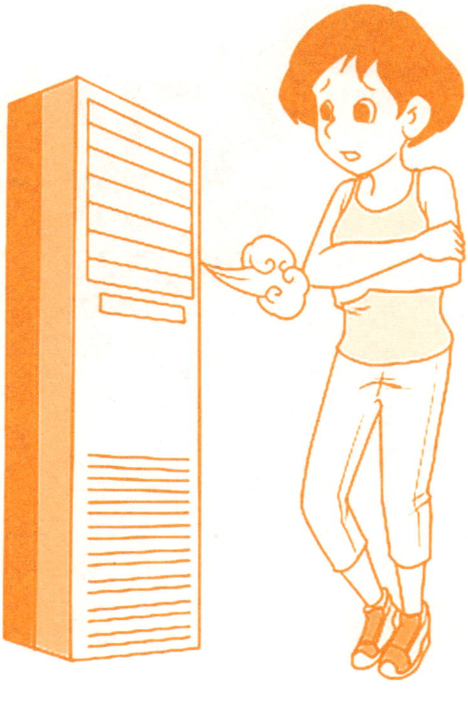

绿豆百合莲子汤

材料 绿豆、干莲子、干百合各 20 克，冰糖少许。

做法 ① 绿豆淘洗干净；干莲子、干百合洗净；绿豆、莲子、百合，分别用清水浸泡 2 小时。

② 将绿豆、莲子、百合一同放入砂锅中，加 1000 毫升清水，大火上烧开后，转小火煮 30 分钟，加冰糖煮至化开即可。

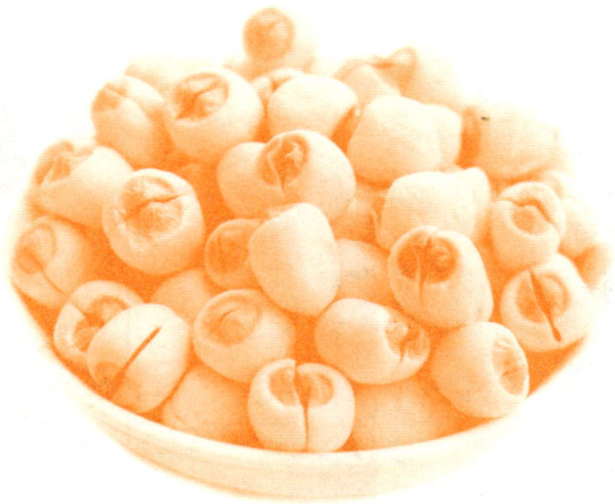

珍珠丸子赤小豆汤

材料 糯米小丸子 150 克，赤小豆 20 克，冰糖适量。

做法
① 赤小豆淘洗干净，用清水浸泡一夜。
② 赤小豆放入汤锅中，加入没过赤小豆的清水，大火烧开后转小火煮 30 分钟，下入冰糖和糯米小丸子煮 5 分钟即可。

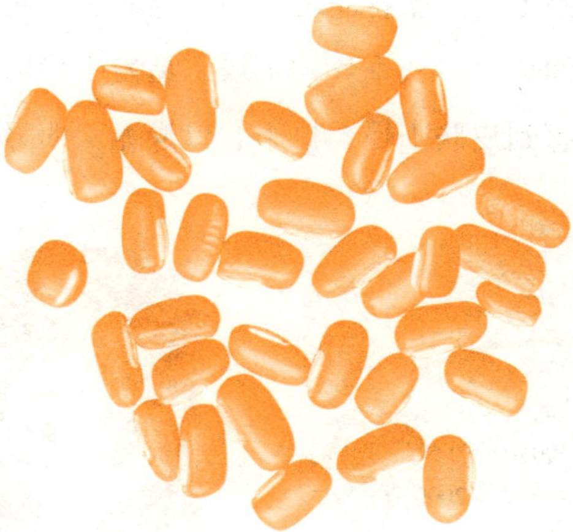

秋季养肺防燥祛虚湿

立秋之后，一般预示着夏季即将结束，秋季即将到来，不过这时天气还是很炎热，加之时有阴雨绵绵，空气中的湿气仍偏重，依旧是湿热夹杂的时节，此时养生仍以防湿热伤身为重点。到了中秋，天气变得凉爽，燥邪开始为患，此时就应滋阴润燥了。

自然界中存在风、寒、暑、湿、燥、火六种邪气，这六种邪气可以单独作用于机体致病，也可以两种或三种邪气同时侵犯机体而发病，也常常互相影响或相互转化，伤人身体。因此为了防治湿热，秋季防燥也需要小心进行。

“燥者润之”

《黄帝内经》提出了“燥者润之”的养生之法，我们可理解为生活中我们常说的“润燥”。秋季气候干燥，易发生燥邪之患，影响人的健康；人们常会感到皮肤干燥，口干、口燥尤为明显，所以秋季要

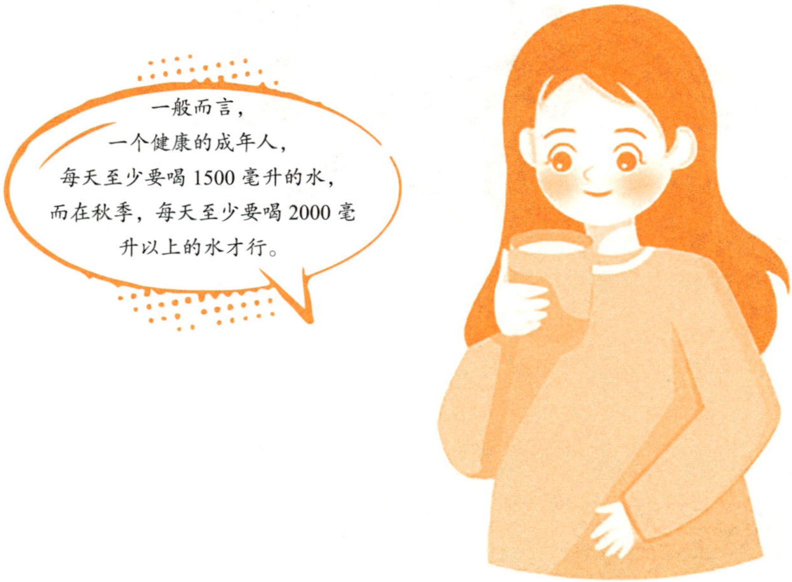
一般而言，
一个健康的成年人，
每天至少要喝1500毫升的水，
而在秋季，每天至少要喝2000毫
升以上的水才行。

做好润燥工作。平时注意外涂滋润霜以补充失去的水分，还要多喝水，每天要比其他季节多喝500毫升左右。饮食上可多食具有滋润功效的食物，如秋梨、石榴、莲藕、萝卜、银耳、冰糖、蜂蜜等，可起到滋阴润肺的作用。但注意要根据自己燥的程度服用，不能因为它们能滋阴除秋燥而每天每顿都服用。

养肺

人体的肺是一个非常娇嫩的脏腑，它在五脏中位置最高，居于诸脏之上，是唯一一个通过呼吸道与外界相连的脏腑。肺主通调水道，具有促进水液输布和排泄的功能，具有喜湿怕燥的特点，容易受到燥邪的伤害又怕被热及湿热纠缠。此外，肺还主管着人体的呼吸功能，是人体内外气体交换的通道，容易被病毒危害。因此，除了饮食调理，病毒流行期间，务必关窗防尘，尽量减少外出，外出时戴上口罩，以减少粉尘对肺的污染。另外，还要加强体育锻炼，以减缓肺功能的退化，提高机体抵抗力，预防疾病的发生。

借用一些药材来养生

此外，也可借助中药材来进行秋季养生，比如可以选用桑叶、桑白皮、太子参、西洋参等，或采用清燥益气生津配方；还可选用百合、沙参、蜂蜜、麦冬、生地黄，玉竹、玄参、白芍、天花粉、瓜蒌皮、莱菔子、黄芪、党参、人参、白术、山药、莲子、大枣、核桃仁、白果等。但注意一定要多样选择、适量选择，不能过度单一选择、长期服用。阴阳之气处于平和状态，人体正气充足，才能避免外邪入侵人体。

秋季瓜果不能恣意多吃

秋季瓜果大量上市，品种繁多。随着生活水平的提高，人们在各个季节都能吃到水果，但是秋季的应季水果无疑是四季中最多的。不过由于秋季早晚温差大、露水重，本来就带着水湿之气的水果更是容易被寒气和湿气包裹。如果食用过多，湿气在体内排不出去，就会引发胃寒、脾虚等脾胃问题。因此食用瓜果应适量，不可恣意纵腹，以免损伤脾胃，脾阳受伤就不能运化水湿。

秋季的瓜果虽然甘甜可口，但不可多食，特别是立秋后，最不宜吃食大量的甜瓜、西瓜、香瓜等。

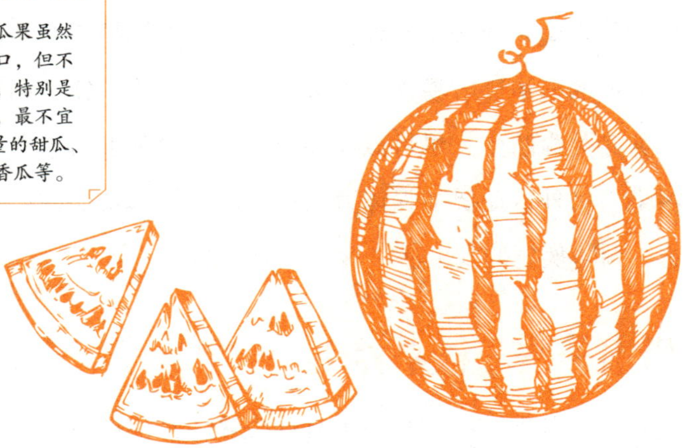

深秋不能盲目“秋冻”

深秋季节气温下降明显，早晚温差较大。虽然“春捂秋冻”是大家熟知的养生保健要诀，但是“秋冻”并不是简单的少穿衣，应根据自己身体的具体情况，不能盲目坚持“秋冻”，如果当添衣时不添衣，着凉感冒不说，还容易让寒气随着湿气进入体内，加重体内的湿气，引起各种不适。深秋时节，湿气重的人还是会感到身体疲倦、四肢无力。有些女性平日就怕冷，手脚容易发凉，寒邪入侵子宫，很容易造成宫寒。所以深秋时节一定要做好保暖措施，应及时添加衣物，注意身体各部位的保暖，以免寒气伤身。

陈艾泡澡祛湿气

《黄帝内经》有云“伤于湿者，下先受之”。意思是湿邪伤人，最容易伤人下部。这是因为湿的形成往往与地的湿气上蒸有关，所以其伤人也多从下部开始。故生殖和排泄方面有长期慢性病患者，体内大都有湿气。对于此类患者来说，用陈艾泡澡，有助于祛除体内的湿气。方法很简单：将一把陈艾投入开水中后，再煮5分钟，待温度适中时倒入温水中泡澡，泡澡的主要部位在腰部以下。

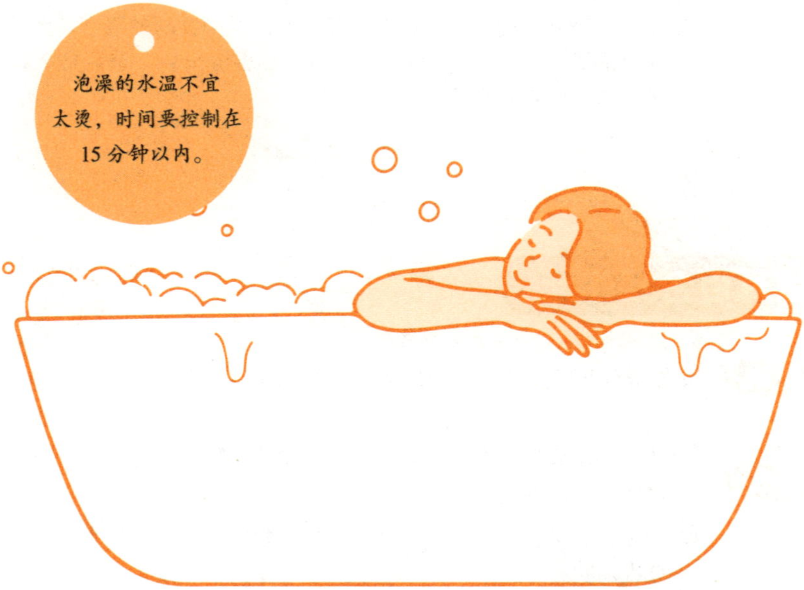
泡澡的水温不宜
太烫，时间要控制在
15分钟以内。

木瓜银耳羹

材料 木瓜1/2个（约200克），水发银耳25克，枸杞子10粒，冰糖5克。

做法

① 木瓜去皮、籽，洗净，切小块；银耳去蒂，洗净，撕成小朵。

② 银耳放入砂锅中，加入800毫升清水，大火烧开后转小火煮至银耳出胶质，放入木瓜块煮软，再加枸杞子和冰糖煮5分钟即可。

梨藕百合汤

材料 鲜百合1个，白梨1个，莲藕100克，枸杞子、冰糖各少许。

做法

① 鲜百合分瓣，洗净；白梨洗净，去蒂、核，切块；莲藕去皮，洗净，切片。

② 藕片、梨块一同放入汤锅中，加入没过锅中食材的清水，大火烧开后转小火煮20分钟，放入鲜百合煮5分钟，最后放入枸杞子和冰糖略煮即可。

银耳百合红枣汁

材料 水发银耳20克，鲜百合15克，红枣4颗，凉开水300毫升。

做法

① 水发银耳去蒂，洗净，焯水，撕成小朵；鲜百合分瓣，洗净；红枣洗净，去核。

② 将银耳、鲜百合、红枣一同放入榨汁机中，加入凉开水，搅打成细滑状即可。

冬季养肾温阳祛寒湿

冬季天寒地冻，如果湿气停留在体内，元气衰少，此时一旦寒邪、风邪侵入人体内部，血脉就会因寒而闭塞凝滞，就像冬天河水冰封一样。如果寒邪与湿邪结合，停留在经络、关节等处，会逐渐侵袭关节周围的软骨组织，使骨关节僵化，机能退化。因此风湿的人经常感觉关节僵硬。

养肾祛湿

现代医学研究认为，肾气与人体免疫功能密切相关。肾气充盈，机体抗病能力强，就会减少感冒、流感、气管炎等冬季常见病的发病概率。冬季养肾既能增强人体抵御寒冷的能力，又能提高人体免疫力和抗病力，延缓衰老。所以，冬季养生重点在于养肾。

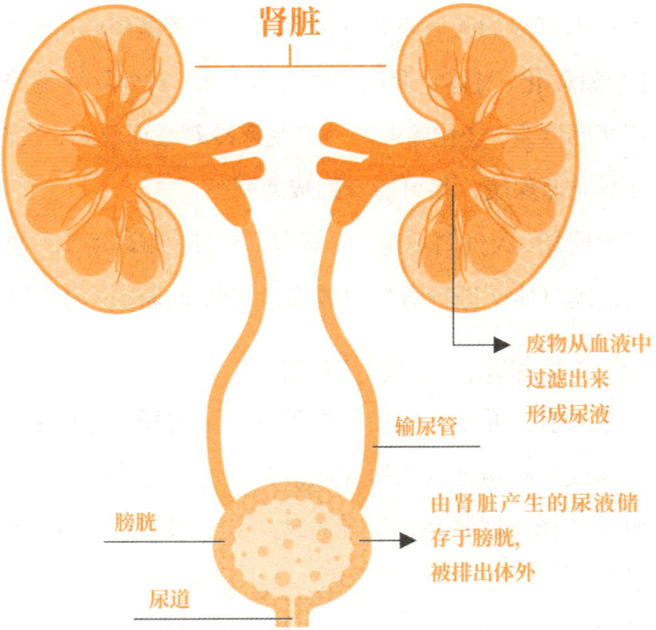

中医认为肺、脾、肾是人体水液代谢的主要脏器，而其中肾起着关键作用。如果肾功能良好，气化功能正常，则人体的水液代谢就正常；如果肾功能发生障碍，气化失司，水液代谢失常，就会出现尿少、水肿，或尿多、小便清长等症。肾对祛湿起着重要作用，因此治湿要从肾入手。

“久坐伤肾”，要经常伸腰转腰

中医认为“久坐伤肾”，从中医经络来看，肾经与膀胱经相表里，久坐会压迫膀胱经，造成膀胱经气血运行不畅，膀胱功能失常，从而引发肾功能异常，造成肾虚。所以上班族适当地起身运动是非常重要的。可以每隔1小时站起来走动一下，经常伸伸懒腰、转动腰部和臀部、活动四肢，可以有效地舒缓身体内脏，使血液循环通畅。

防寒保暖

冬季体内有湿的人要重视防寒保暖。尤其是体内湿邪较重的中老年人，由于血管硬化、身体自我调节能力减弱等，对外界环境的适应能力差，如果遭到寒邪侵袭，老化脆弱的血管受寒冷刺激而收缩，甚至出现破裂，如果不注意防寒保暖，很可能会酿成悲剧。

在阳光明媚、天气晴朗时，应该多到户外，多晒太阳，增强抗病能力。同时，多活动身体，进行适当的锻炼，有助于排出体内寒湿。

正确穿衣御寒，切忌捂太多

冬季穿衣服，并不是穿得越多就越好，选择合适的衣服很重要。羽绒服、皮革或羊呢质地的衣服保暖效果好，多为寒冷地区的人们穿着；贴身衣服宜选择全棉制品，不仅质地柔软、吸湿、透气、保温，还能保持身体干燥。

冬季做好保暖措施是必要的，但不能穿得过多。穿得过多，特别是如果衣服通透性和吸湿性较差，更容易让人出汗，如果裹得严严实实，汗液不能蒸发出去，就会浸湿贴身的衣服，如此就会遭受湿邪的侵袭。捂出来的湿热很容易让身体产生湿疹等皮肤疾病，甚至会导致高热等症状。因此，冬季要正确穿衣，做到既能御寒，又不会因穿得太多而过暖。

注意头部保暖

中医有“头为诸阳之会”的说法，人体内的阳气最容易从头部走散掉。冬天外出不戴帽子，如同热水瓶不盖塞子一样，容易使阳气散失，这样就会使寒邪入侵，引发感冒、头痛等病患。因此，在寒冷的冬天，在户外一定要戴帽子，不要让头部迎风吹，帽子可选择毛线、呢料等保暖性较好的材料。

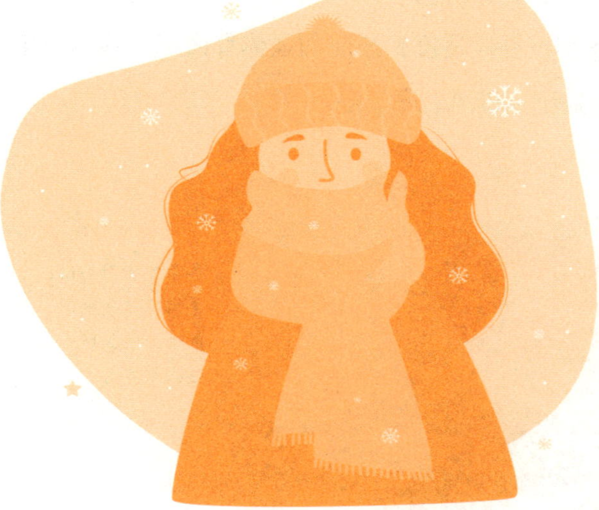

在寒冬季节出门，尤其是在室外进行较长时间的活动，一定要注意头部的保暖，最好戴上帽子和围巾。

补身强体

民间自古有“三九补一冬，来年无病痛”的说法。这句话是说冬季合理进补，有助于机体免疫力的提升，抵御严寒侵袭，对来年少发病也有利。中医也认为，冬季是人体阴气极盛而阳气开始生发的时候，最容易吸收外来的营养，这时候进补会事半功倍。对于体质弱、湿气重的人群，合理进补更是必要的，只有保证足够的能量供给，才能提高抗病能力。

冬季宜食用滋阴潜阳、热量相对较高的食物，可多吃些瘦肉、禽蛋、鱼类、豆类等含优质蛋白质食品，多吃羊肉、牛肉、驴肉、鲜鱼等温热食品，以及萝卜、韭菜、桂圆、苹果等蔬菜水果等，尽量少吃寒凉的食物，以防皮肤干粗、皲裂，还要多补充水分，有利于增进食欲、滋润脏腑、暖胃暖身。

人们认为辛辣油腻的食物能驱寒保暖，所以喜欢在寒冷的冬季吃。然而吃太多辛辣油腻的食物会给脾胃带来很大的负担，引起消化不良、胃部胀气等。因此，冬季进补应适度，还应加强体育锻炼，临睡前用热水泡脚，温暖身体，有益于抵御风、寒、湿。

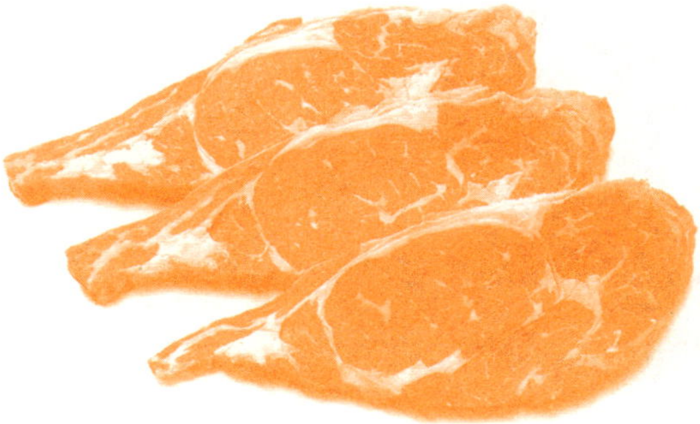

冬季宜食用羊肉，羊肉可益气补虚，促进血液循环，增强御寒能力。

山药核桃羊肉汤

材料 羊肉 300 克，山药、核桃各适量，枸杞子 10 克，盐、鸡精各少许。

做法

① 羊肉洗净、切块，汆水；山药洗净，去皮切块；核桃取仁洗净；枸杞子洗净。

② 锅中放入羊肉块、山药块、核桃、枸杞子，加入清水，小火慢炖至核桃变得酥软之后关火，加入盐和鸡精调味即可。

黑豆炖鲫鱼

材料 鲫鱼 1 条，黑豆 50 克，葱、姜各 10 克，高汤适量，盐 5 克，鸡精 6 克，胡椒粉 3 克。

做法

① 鲫鱼宰杀好备用，黑豆泡水涨发好备用。

② 锅置火上，放入高汤、黑豆、葱、姜、盐、鸡精、胡椒粉，小火熬 20 分钟，鲫鱼软烂汤汁浓白后即可。

第三章

家常食材也是除湿良药

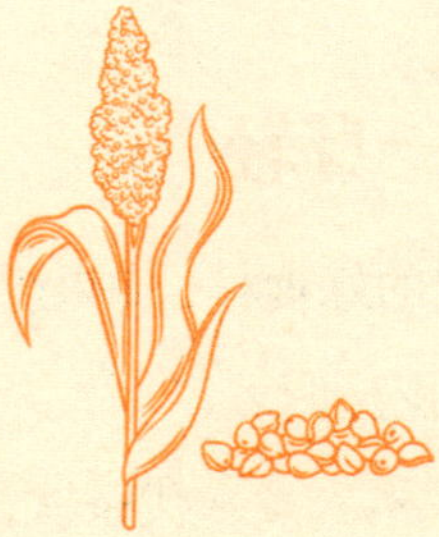

清除体内的湿气，很多时候不需要用较为复杂的方法，其实每天食用的食物中就有不少能帮助我们除湿的，如苦荞麦能除湿解毒、荸荠能化湿祛痰、空心菜能清热利湿、泥鳅能补气除湿、绿豆芽能利尿除湿等。

冬瓜

冬瓜，又称白瓜、水芝、蔬苽、东瓜等。冬瓜的子、皮、肉、瓤均可入药。有清心火、泻脾火、利湿去风、消肿止渴、解暑化热之效。

除湿功效

冬瓜有清热利水、消肿解毒、生津除烦等功效，适用于调理暑热烦渴、水肿、小便不利、消渴等病症。适合有口苦、口臭、舌苔黄腻、尿偏少、大便不爽等症状的脾胃湿热者食用。虚胖的痰湿体质者也适合吃冬瓜，能益气除烦，让身体轻盈健美。因湿热导致水肿胀满、水泻、痢疾、小便不利者或痰火哮喘者也适宜食用。

这样吃，无湿一身轻

（1）冬瓜是祛湿利尿的好食材，如果想让冬瓜祛湿利尿的作用更强，食用冬瓜不宜削皮，可带皮烹调。

（2）用冬瓜皮与西瓜翠衣煮水代茶饮，可用于调理暑夹湿证。

这样吃，身体无负担

冬瓜性凉，不宜生食，脾胃虚弱者尤忌。久病之人、阴虚火旺者、体质弱者和经期女性亦不宜多食。

口蘑冬瓜汤

材料· 冬瓜 250 克，口蘑 50 克，枸杞子 10 克，盐、鸡精、香油、味精各适量。

做法·

① 冬瓜洗净，去皮、瓤、籽，切厚片；口蘑去根，洗净，切片；枸杞子洗净。

② 锅中倒入适量清水烧沸，放入冬瓜片、口蘑片、枸杞子，煮 15 分钟后加入所有调料搅匀即可。

莲子冬瓜炖排骨

材料· 猪排骨 300 克，冬瓜 250 克，莲子 25 克，干贝 30 克，枸杞子 5 克。盐、鸡精、胡椒粉各适量。

做法·

① 猪排骨洗干净、斩段，放入沸水中煮 5 分钟；冬瓜去皮，切块；莲子泡发洗净。

② 砂锅里放水、莲子、干贝、排骨炖 2 个小时。

③ 再放入冬瓜炖 20 分钟后，加枸杞子、盐、鸡精、胡椒粉即可。

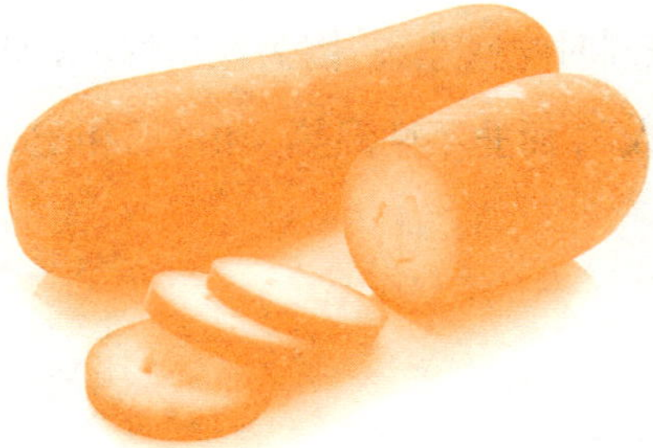

丝瓜

丝瓜，又名天萝或布瓜，为葫芦科攀缘植物的果实。嫩瓜做菜，清新爽口；老瓜入药，效力不凡。丝瓜的根、藤、叶、果、籽和络都能药用，可以说全身都是宝。

除湿功效

丝瓜性凉、味甘，有清热化痰、利水消肿、凉血解毒、通经活络的食疗作用。丝瓜具有祛除湿气的作用，对因湿热之气过重所引起的皮肤湿疹等病症具有一定的调理作用。老丝瓜干枯后的丝瓜络善走经络，可祛经络间郁火，对属于湿热阻滞的风湿痹证者，可起到一定的调理效果。

这样吃，无湿一身轻

（1）可以用丝瓜来煮汤喝，常喝丝瓜汤，能为人体补充水分，有助于提高新陈代谢，促进体内的湿气排出。

（2）凡风湿痹证、筋脉拘挛、肢体麻痹，可以用丝瓜与当归等配伍，可祛风湿、通络。

这样吃，身体无负担

食用丝瓜时可以同时吃些韭菜，因为丝瓜性凉，如清代名医张璐说“丝瓜嫩者寒滑，多食泻人”，而韭菜性温热，和丝瓜相配，可中和其寒凉之性，不易引起滑肠腹泻。

鲢鱼丝瓜汤

材料： 小鲢鱼 1 条，丝瓜 1 根，姜片、葱花各适量，盐、食用油各少许。

做法：

① 鲢鱼收拾干净，洗净；丝瓜洗净，切掉头尾，削皮，切条。

② 煎锅倒油烧热，放入鲢鱼煎至两面色泽金黄，放入砂锅中，加姜片和没过锅中食材的清水，小火煮至鲢鱼八九成熟，下入丝瓜煮熟，加盐和葱花调味即可。

丝瓜炒双菇

材料： 蟹味菇 50 克，干香菇 20 克，丝瓜 60 克，酱油、白糖、盐、淀粉、食用油各适量。

做法：

① 丝瓜洗净切片，用水焯一下，捞出过凉，再用少量油炒熟，加盐调味后盛出。

② 干香菇泡软、去蒂，用少量油炒过，加酱油、白糖烧 3 分钟。

③ 蟹味菇洗净，放入锅中同烧，汤汁稍收干时，放入淀粉勾芡，盛出放丝瓜中间即可。

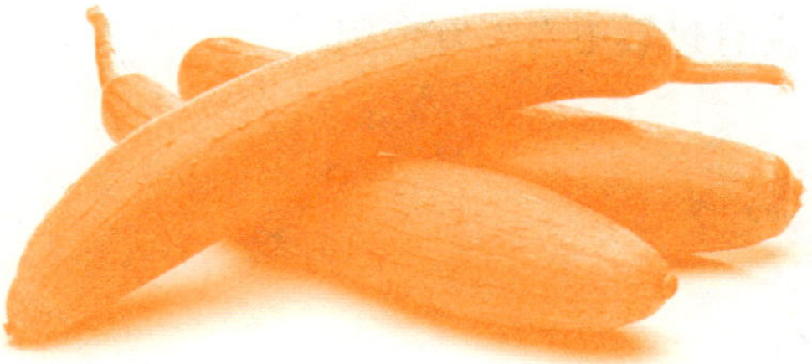

苦荞麦

苦荞麦味苦、性寒，具有除湿解毒、疗胃疾、益气力等功效。苦荞麦是荞麦的一种。荞麦有两种：一种是甜荞麦 , 另一种是苦荞麦。相比于甜荞麦来说，苦荞麦的营养价值和保健功效更高。

除湿功效

苦荞麦能健脾养胃，脾胃养护好了，湿邪就不易侵入人体；再加上苦荞麦的清热作用，能清除湿邪和热邪，这样湿和热也就无法结合成湿热了。此外，湿热作为五脏的浊秽成分，苦荞麦能够清除五脏的浊秽。

这样吃，无湿一身轻

取苦荞麦与小米按 1 ∶ 4 的比例混合煮粥，不但营养吸收更全面，而且健胃除湿的功效会更强。

这样吃，身体无负担

（1）苦荞麦偏寒性，胃寒或者有胃病的人应少吃，不然容易出现反酸或腹泻的不适症状。

（2）有些人食用荞麦食品后会出现头晕、皮肤瘙痒、哮喘等过敏症状，所以对苦荞麦有过敏史者不宜食用。

荞麦粥

材料· 苦荞麦 100 克，大米 50 克，盐少许。

做法·

① 苦荞麦洗净，浸泡 3 小时，碾成面；大米淘洗干净，浸泡 1 小时，碾成米粉。

② 锅置火上，将荞麦面、大米粉放入锅中，加适量清水，大火煮沸后换小火熬成粥。

③ 加入盐调味即可。

豆沙荞麦饼

材料· 全麦面粉 100 克，苦荞麦面 150 克，红豆 100 克，面粉 100 克，白糖 60 克，酵母 5 克。

做法·

①全麦面粉、荞麦面、面粉加入适量水和成面团。

② 红豆加少许水蒸熟，再加入白糖炒成豆沙。

③ 面团加入酵母放置一段时间，待面团发酵后，加入豆沙擀成饼状烙熟，两面成金黄色即可。

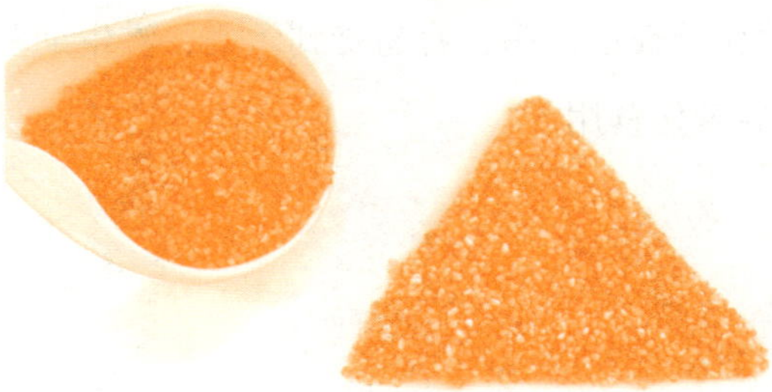

荸荠

荸荠又叫马蹄、水栗、乌芋、菩荠、地梨。其性寒、味甘，归胃、肺、肝经，能清热、凉血解毒、化湿祛痰、消食除胀、利尿通便等，是能清湿热的“地下雪梨”。

除湿功效

荸荠可有效疏通水液，缓解疲倦乏力、肌肤瘙痒、四肢困重、心烦易怒、口干黏腻、排便不畅等湿热症状。荸荠还能祛湿化痰、清肺排毒，适合咳嗽、喉咙干燥者食用。

这样吃，无湿一身轻

（1）荸荠适合与大米一同煮粥，此粥有清热化痰的效果。

（2）荸荠与柠檬同用，除湿的效果尤佳。柠檬性凉、味酸，有生津止渴、化气和胃等功效；荸荠具有清湿热、凉血的作用，二者搭配食用，除湿利尿的效果更好。

这样吃，身体无负担

（1）荸荠性寒，女子月经期间、脾胃虚寒者、脾肾虚寒者和有血瘀者应该慎食。小儿遗尿者也不宜食用。

（2）荸荠生长在淤泥中，容易受到污染，滋生细菌，不建议生吃，最好清洗干净后煮熟食用。

奶香荸荠

材料：荸荠 200 克，牛奶 50 克，蜂蜜 10 克。

做法：
① 将荸荠清洗去除表皮，放入锅中煮熟备用。
② 将煮熟的荸荠加入牛奶、蜂蜜浸泡 30 分钟即可食用。

荸荠小丸子

材料：荸荠 20 克，肉馅 50 克，鸡蛋 1 个，淀粉、葱、姜、盐、香油、香菜各适量。

做法：
① 葱、姜、香菜切成末，肉馅、荸荠剁成末，一起入碗，磕入鸡蛋，加盐、香油、淀粉搅拌均匀。
② 炒锅加水，旺火煮沸，将肉泥挤成鸽蛋大小的丸子，煮熟，加盐、香菜末调味即可。

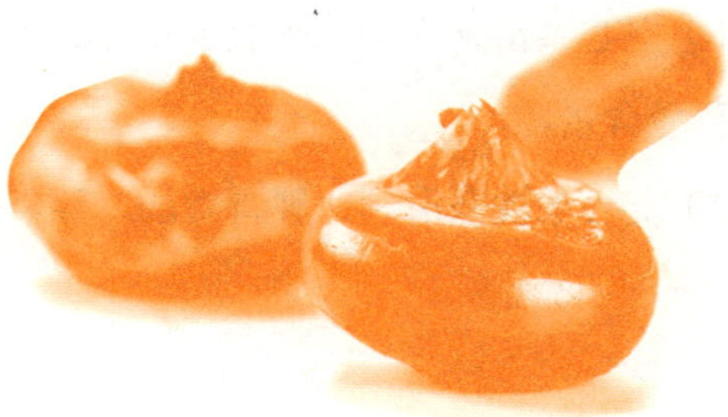

空心菜

空心菜又叫通菜、通心菜、蕹菜等。其性寒、味甘，具有凉血止血、清热利湿、利尿等功效。空心菜还能解毒，对食物中毒可起到一定的辅助调理作用。

除湿功效

空心菜有利于排水湿，小便不畅通的人吃了会有好处。夏天气候比较闷热潮湿，吃空心菜可以去湿热。空心菜对缓解婴儿湿疹也有帮助，夏天可以用新鲜的空心菜煮水，给小婴儿洗澡。

这样吃，无湿一身轻

（1）空心菜搭配黄豆一起吃，祛湿又补气。空心菜能祛湿，黄豆有很好的补气作用，夏季天气湿热，祛湿的同时更要补气，可以用空心菜炒黄豆，特别适合夏季食用。

（2）空心菜和豇豆都具有不错的祛湿效果，二者搭配食用祛湿效果加倍，可以用空心菜炒酸豇豆。

这样吃，身体无负担

（1）空心菜富含影响钙吸收的草酸，吃之前尽量焯一下水，可降低菜中的草酸含量。

（2）空心菜性寒滑利，脾胃虚弱、经常腹泻的人不宜食用。

凉拌空心菜

材料 空心菜 300 克，培根 2 片，大蒜、香油、白糖、盐各适量。

做法

① 空心菜洗净，切成段；蒜洗净，切成末。

② 水烧开，放入空心菜，滚三滚后捞出沥干。

③ 蒜末、白糖、盐与少量水调匀后，再浇入热香油，和空心菜、培根拌匀即可。

羊肉炒空心菜

材料 羊肉 100 克，空心菜 75 克，蒜、姜、食用油、料酒、淀粉、盐、沙茶酱、蚝油、白糖、香油各适量。

做法

① 羊肉洗净、切条，加入料酒、淀粉、盐拌匀，稍腌渍后过温油备用。

② 空心菜去叶，洗净，切段；蒜去皮，洗净，拍碎；姜洗净，切丝。

③ 油锅烧热，将蒜末、姜丝、空心菜段炒匀，加入盐、沙茶酱、蚝油、白糖及羊肉条，大火炒熟，滴入香油即可。

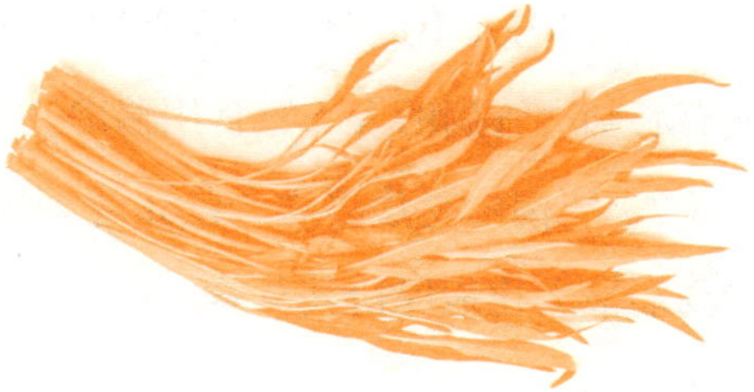

鸭肉

鸭肉不仅享有“京师美馔，莫妙于鸭”“无鸭不成席”的美誉，同时也被中医所称道：“滋五脏之阴，清虚劳之热，养胃生津，补血行水……”鸭肉性寒凉，尤其适合体热上火者食用。

除湿功效

鸭肉性寒，是夏季进补的优良食品，营养较高，有除湿、解毒、滋阴、去燥、补肾、养胃、消水肿、止咳化痰等功效，非常适合在炎热天气的时候吃。炎热的天气，再加上多雨，暑热夹湿，常使人脾胃受困，食欲不振，心情烦躁，有的人甚至因此而消瘦，此时吃些鸭肉能改善上述因暑湿引发的不适症状。

这样吃，无湿一身轻

对体内有湿热的人来说，为了除湿清热，宜吃老鸭，不宜吃嫩鸭，老鸭滋阴清热的效果更好。在广东地区一直都流传着一句俗语，叫“嫩鸭湿毒，老鸭滋阴”。

这样吃，身体无负担

（1）鸭肉并不适合所有人食用，腹泻、肠胃炎患者以及血脂高、肥胖或有心脑血管病的人不宜食用鸭肉。

（2）鸭肉的吃法多样，比如炖、炒、烧等。从健康的角度来讲，炖煮煲汤能最大化地保留其营养。

莲藕老鸭汤

材料

麻鸭 500 克，莲藕 250 克，葱、姜各 10 克，盐 5 克，鸡精 3 克，食用油、料酒适量。

做法

① 将麻鸭宰杀、洗净、剁成块，下锅焯水。

② 莲藕去皮洗净，改刀成滚刀块，焯水备用。

③ 锅内放入少量的油，葱、姜煸香，放入鸭块、料酒、盐、鸡精和水烧开，撇沫转小火炖至汤乳白，麻鸭快熟时加入莲藕，炖软烂即可。

芥菜鸭丝粥

材料

糯米 100 克，芥菜 40 克，鸭胸肉 50 克，姜末少许，盐 5 克。

做法

① 糯米淘洗干净备用；芥菜洗净，切丝；鸭胸肉切丝，冲水备用。

② 锅置火上，加水、糯米煮开，转小火熬 30 分钟后加入鸭肉丝、芥菜丝、姜末、盐，再煮 5 分钟即可食用（可加枸杞子点缀）。

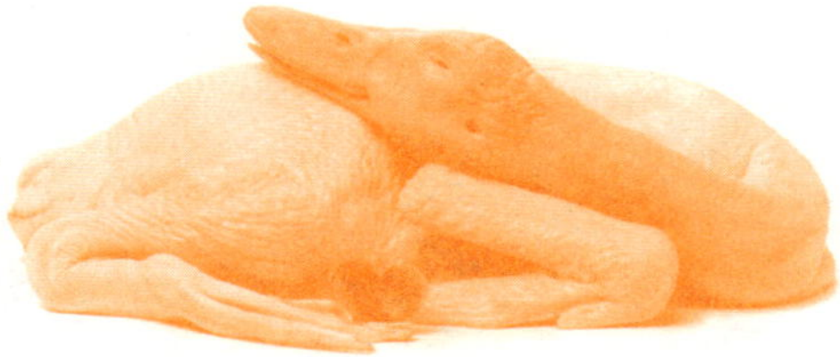

泥鳅

泥鳅又称鳅、黄鳅、鳅鱼，被称为“水中人参”，形似鳝鱼而比鳝鱼小，初夏食之最佳，在我国南北各地均有分布。泥鳅性平、味甘，入肺、脾经，有益阴、补中益气、通血脉、祛湿邪的功效。《本草分经》记载泥鳅“暖中益气、醒酒收痔”。

除湿功效

泥鳅能滋阴清热、祛湿解毒，可用于调理阴虚盗汗、口渴、湿热黄疸、疥癣及皮肤瘙痒等症。人体若正气不足，就会给湿热之邪提供侵袭身体的机会。所以，益气补气，让正气充盛，是祛湿除热、抵御外邪的根本，而泥鳅正是能发挥这一作用的食物之一。

这样吃，无湿一身轻

泥鳅身上的黏液是可以吃的，医学上称为泥鳅滑液，清洗莫搓掉，这样的泥鳅烹调熟后，补气、祛湿、清热、利水的功效才会更好。

这样吃，身体无负担

（1）食用泥鳅时一定要做熟，忌生食。

（2）泥鳅还能醒酒，可减少酒精对肝脏的伤害，常喝酒及经常醉酒的人应常吃些泥鳅。

泥鳅虾汤

材料 泥鳅 200 克，虾 100 克，盐、生姜各适量。

做法

① 将泥鳅去除内脏，洗净；虾去须、足、尾和虾线，洗净，一同放入锅内。

② 加入清水，酌加少量生姜和盐，先用大火煮沸，再用小火炖煮，以煮熟为度。

砂锅泥鳅炖豆腐

材料 泥鳅 500 克，南豆腐 250 克，葱段、姜片各适量，盐 6 克，料酒 15 克，鸡精、胡椒粉各少许。

做法

① 将泥鳅去内脏收拾干净；南豆腐切片。

② 将泥鳅、豆腐、葱段、姜片同入砂锅中炖煮 40 分钟，加剩余调料调味即可。

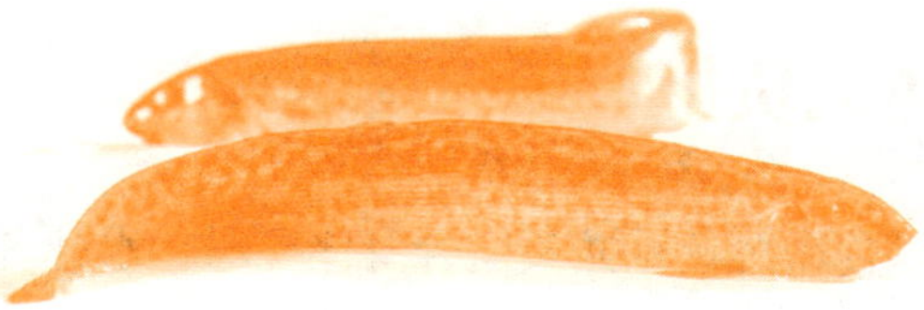

鲤鱼

鲤鱼又叫拐子、鲤子，以黄河鲤鱼、黑龙江镜泊湖的鲤鱼为佳。其性平、味甘，归脾、肾、肺经，能补脾健胃、利水消肿、解毒、安胎通乳，适用于辅助调理各种水肿、腹胀、少尿、黄疸、乳汁不通等。

除湿功效

鲤鱼具有利水消肿、下气通乳、开胃健脾等食疗作用。凡水湿内盛，症见水肿胀满、水泻、小便不利、黄疸、妊娠水肿均可服食。对痰湿阻滞、气逆咳喘者，也有一定的治疗作用。

这样吃，无湿一身轻

（1）烹调鲤鱼时加些米醋，利湿的效果会更强。

（2）常喝些鲤鱼汤，有助于祛湿开胃、利水消肿。

（3）湿热的桑拿天里最适合吃些鲤鱼，烹调鲤鱼时可加些冬瓜、陈皮等祛湿的食材，除湿的效果会更好。

这样吃，身体无负担

（1）一般人都可以食用鲤鱼，尤其适合身体虚弱、水肿者食用。但是感冒发热期间不宜多吃。

（2）恶性肿瘤、炎症及皮肤病患者忌食鲤鱼。

葱油鲤鱼

材料：鲜鲤鱼 1 条 750 克，葱段 50 克，香菜梗 5 克，盐 7 克，葱姜丝 15 克，味精 3 克，料酒 6 克，胡椒粉 20 克，香油 50 克，酱油 25 克。

做法：

① 鲜鲤鱼刮去鳞，去掉鳃和内脏，用清水洗净，以 1 厘米刀距打上柳叶花刀，深至刺骨。

② 将鲤鱼焯水，控净水分，放鱼盘内，撒上盐、味精、料酒略腌，再散放入葱姜丝。

③ 将鱼放笼屉内蒸至嫩熟，取出滗净汤汁，撒上香菜梗。

④ 炒勺加香油 50 克，入葱段煸炸。待葱段焦黄时捞出不用，随即放入胡椒粉搅匀，再倒入酱油一烹，均匀地浇在鱼身上即成。

鲤鱼豆苗汤

材料：鲤鱼 1 条约 750 克，豆苗 10 克，枸杞子 2 克，盐 5 克，鸡精 3 克，胡椒粉 2 克，料酒 10 克，葱姜各 5 克，食用油适量。

做法：

① 将鲤鱼去内脏洗干净。

② 锅烧热后放少许油将鲤鱼煎成两面金黄，出锅备用。

③ 锅内放入葱姜煸香，下入鲤鱼烹料酒加 500 毫升清水，烧开转中火炖至鲤鱼熟透、汤汁奶白，加入豆苗和枸杞子略煮，加入盐、鸡精、胡椒粉调好味即可。

鳝鱼

鳝鱼，又名黄鳝，俗称长鱼、无鳞公子。鳝鱼既是佳肴，又有药用价值，在《名医别录》中被列为药膳上品。鳝鱼有补益五脏元气及精血的功效。

除湿功效

民间素有“夏令之补，黄鳝为首”“小暑黄鳝赛人参”的说法。小暑前后一个月的夏鳝鱼最美味、最滋补。这个时期又往往是风湿性关节炎、慢性支气管炎、支气管哮喘等疾病的缓解期，根据冬病夏治的说法，此时用黄鳝滋补更能起到补中益气、补肝脾、除风湿、强筋骨的作用。

这样吃，无湿一身轻

用黄鳝煮汤食用，最能发挥其补气、祛湿、养肝脾的作用。黄鳝与冬瓜搭配在一起食用，有缓解风湿关节病的功效。

这样吃，身体无负担

（1）鳝鱼的颜色有青、黄两种，青色的有毒，不适合食用。

（2）黄鳝性温，不适合阴虚、湿热体质的人食用。另外，风热感冒、上火的人也最好少吃。

（3）黄鳝宜现杀现烹，因为死黄鳝体内的组氨酸会转变成一种叫组胺的有毒物质。

怀杞黄鳝汤

材料

黄鳝 200 克，怀山药 80 克，枸杞子 10 克，盐 5 克，料酒 10 克，葱、姜、白糖、鸡精各少许，食用油适量。

做法

① 将黄鳝宰杀后，去除内脏洗净，剁成 4 厘米长的段，汆水后待用；怀山药切片待用，枸杞子洗净。

② 锅置火上，倒油烧热，爆香葱段、姜片，放入鳝段，加料酒烹至鳝肉七成熟，倒入适量水烧开，加怀山药片煮开，再加入枸杞子煮约 5 分钟，加入盐、白糖、鸡精调味即可。

红烧鳝段

材料

黄鳝 350 克，葱段、姜片、蒜瓣各 5 克，酱油 10 克，白糖 4 克，香油 3 克，料酒 10 克，鸡精、胡椒粉、水淀粉各少许，食用油适量。

做法

① 鳝鱼洗净去头尾，斜一字花刀后切长约 4 厘米的段。

② 锅置火上，加入油，油烧至六成热下鳝鱼炸好，用料酒略腌。

③ 锅留少许底油，下葱段、姜片、蒜瓣煸香，下鳝段，加入料酒、酱油、鸡精、白糖、胡椒粉，加少许清汤转小火至汤汁差不多收干，用水淀粉勾薄芡，淋上香油出锅装盘。

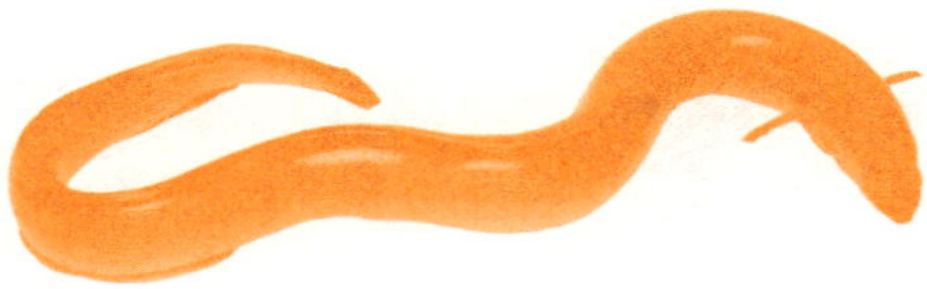

绿豆芽

绿豆芽是小暑三宝之一，中医认为，绿豆芽味甘、性寒，具有清热解毒、利尿除湿的功效。绿豆芽的水分和膳食纤维含量都比较高，在暑天适量食用，补充水分的同时还能预防上火引发的便秘。

除湿功效

绿豆芽具有清热解毒、利尿除湿的作用，非常适合在夏天出现湿热郁滞、食少体倦、口干口渴、小便赤热、便秘、目赤肿痛等症状时食用。常吃一些绿豆芽，可以帮助加快人体的新陈代谢，促进排出身体里的湿气。

这样吃，无湿一身轻

（1）绿豆芽凉拌食用，清热利湿的效果更好。凉拌前焯水的时间不宜过久，以免损失营养，此外拌制时宜少加油和肉。

（2）取适量生绿豆芽榨汁饮用，可祛痰火、除湿热。

这样吃，身体无负担

（1）绿豆芽性寒，容易损伤胃气，慢性胃炎、慢性肠炎及脾胃虚寒者不宜多吃。冬季烹调时最好放点姜丝，以中和其寒性。

（2）炒豆芽时应热锅快炒，使豆芽中的维生素 C 少受破坏，更有利于清热祛湿。

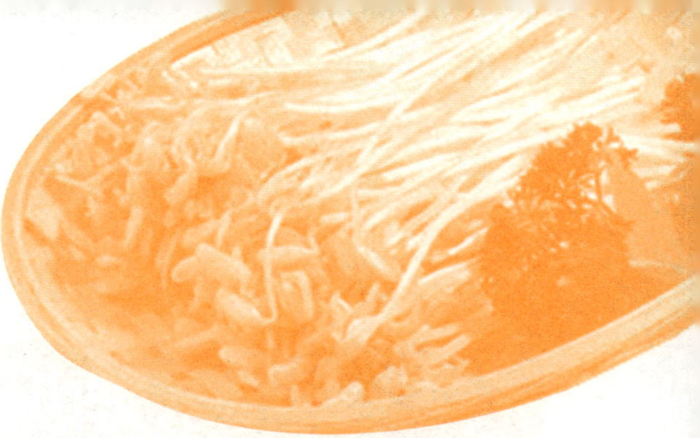

芹菜焖豆芽

材料：绿豆芽 50 克，西芹 1 根，葡萄干适量，姜、盐、高汤、食用油各适量。

做法：

① 西芹择洗干净，切段；姜去皮，洗净，切碎；葡萄干泡水约 20 分钟；绿豆芽洗净备用。

② 锅内倒油烧热，炝香姜末，再放入西芹、高汤略煮，然后加入绿豆芽、葡萄干，煮约 5 分钟后，加盐调味，快速收干汤汁即可。

绿豆芽炒肉丝

材料：绿豆芽 250 克，猪瘦肉 100 克，食用油、葱丝、酱油、料酒、白糖、盐各适量。

做法：

① 将绿豆芽摘去根，洗干净，控去水分；把猪瘦肉切成丝。

② 锅内放油烧热，爆香葱丝后下入猪瘦肉丝煸炒，再加入酱油、料酒、白糖翻炒均匀。待肉丝微卷，即可盛出。

③ 另起锅，锅内放油烧热，先放入盐，随即把绿豆芽倒入。待绿豆芽炒至半熟时，将猪瘦肉丝倒入，炒到绿豆芽熟了，即可出锅。

西瓜皮

西瓜皮又称西瓜翠衣。西瓜皮的保健功效要优于瓜瓤，是清热、解暑、止渴、利尿的佳品，常用于对暑热烦渴、小便短少、口舌生疮的调理，生吃即可起效。

除湿功效

西瓜皮能化热除烦、祛风利湿。西瓜皮根据不同的层，疗效也是不同的。其绿色的最表层，中医称为“西瓜翠衣”，《本草纲目》认为它味甘、性凉，无毒，常用来调理口干口渴、咽喉干燥疼痛、疮疡红肿等。靠近瓜瓤的一层则可以化热除烦、祛风利湿，还可以作为利尿剂，用于调理黄疸、肾炎浮肿、糖尿病等。

这样吃，无湿一身轻

（1）如果想清热利湿，西瓜皮以鲜用为佳，鲜品用量为 60 ~ 100 克。

（2）把西瓜皮榨汁、凉拌或煮汤食用，祛湿、利尿、清热的效果更佳。

这样吃，身体无负担

（1）正在服用温热型中药（如人参、黄芪）的人应少用西瓜皮，因为西瓜皮性凉，会影响其药性的发挥。

（2）消化不良及肠胃虚寒的人也应少用西瓜皮，不然其凉性容易伤脾胃，会出现腹胀、腹泻、尿多等症状。

火龙果西瓜皮汁

材料：西瓜皮 100 克，火龙果肉 60 克，凉开水 250 毫升。

做法：
① 西瓜皮切小丁；火龙果肉切小丁。
② 将切好的西瓜皮和火龙果一同放入榨汁机中，加入凉开水，搅打成口感细滑状即可。

红枣瓜皮番茄汤

材料：番茄 1 个，红枣 10 颗，西瓜皮、冬瓜皮各 50 克。

做法：
① 将红枣水洗泡发，番茄、西瓜皮、冬瓜皮分别洗净切块备用。
② 将上述材料一并放入锅中，加适量水，先用大火煮开，再转用小火煨熟即成。

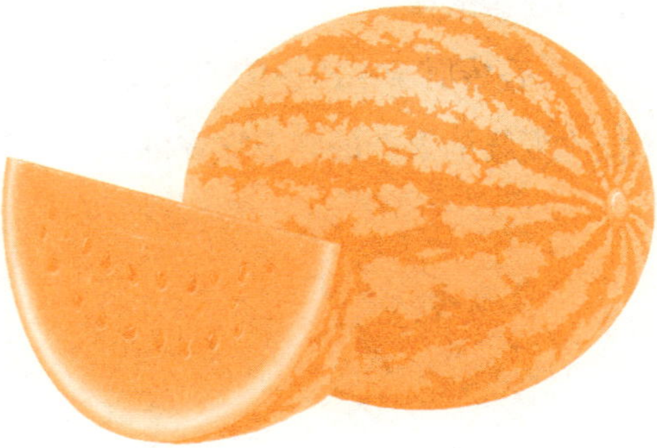

香椿

香椿又叫椿芽、香椿头，是香椿树的幼芽，被称为“树上蔬菜”。香椿的营养及药用价值十分可观，其叶、芽、根、皮和果实均可入药。

除湿功效

中医认为，香椿味苦、性寒，有清热解毒、利湿、利尿、健胃理气的功效。我国民间有谷雨时节吃香椿的习俗，因为这个时节降雨明显增多，空气的湿度也逐渐加大，一些脾胃虚弱、阳气不足的人就容易受到湿气的侵袭。所以，香椿应季而生，食用这时的香椿不仅能健脾利湿，还可增进食欲。

这样吃，无湿一身轻

谷雨节气时最适合吃香椿，此时的香椿利水祛湿的作用最强。

这样吃，身体无负担

（1）鲜香椿中的硝酸盐和亚硝酸盐（可能会生成致癌的亚硝胺）含量较高，烹调前一定要用沸水焯烫 1 分钟，可以去除香椿中 2/3 以上的硝酸盐和亚硝酸盐。

（2）香椿属于中医说的“发物”范围，患有慢性疾病或者有医生叮嘱不能吃发物的人，最好不吃香椿。

香椿拌豆腐

材料 内酯豆腐1盒，香椿100克，蒜末适量，陈醋1汤匙，鲜味酱油、盐、香油各适量。

做法 ①内酯豆腐切成约1厘米厚的大片，均匀地码放在盘中。

②香椿去掉老茎，洗净，焯水，过凉，攥去水分，切碎，装入小碗中，加蒜末、鲜味酱油、陈醋、香油、盐拌匀，调成料汁，浇到切好的豆腐上即可。

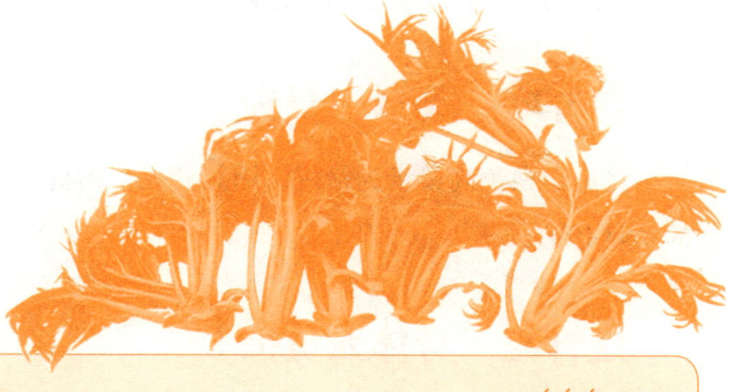

香椿炒鸡蛋

材料 香椿芽200克，鸡蛋3个，葱花5克，盐3克，食用油适量。

做法 ①鸡蛋打入碗中，加葱花、盐搅匀；香椿芽洗净，切小段。

②炒锅倒油烧热，下入蛋液炒至快成形时，放入香椿芽略炒片刻即可。

高粱米

高粱也称蜀黍、芦稷、茭子，高粱脱壳后即为高粱米。中医认为，痰湿的生成与过食大鱼大肉以及细粮有着密切的关系，高粱作为五谷的一种，正是健脾、燥湿、祛痰的佳品。

除湿功效

高粱米性温、味甘，归脾、胃经，具有燥湿祛痰、健脾温中、消积和胃的功效。脾虚被湿邪所困、消化不良以及湿热下痢、小便不利等症者，常吃些高粱米，能在一定程度上缓解这些不适症状。

这样吃，无湿一身轻

食用以白色高粱米为最好，用其煮成稀粥食用，健脾、燥湿、祛痰的功效更好。

这样吃，身体无负担

（1）小儿消化不良时适合吃些高粱米。

（2）用高粱米煮粥或蒸米饭前，最好先用清水浸泡半小时，否则不容易熟。

（3）高粱米性偏温，有益脾胃、止泻的作用，脾胃虚弱、消化不良、大便稀软者可以用其煮粥食用。

赤小豆高粱粥

材料

赤小豆 60 克，高粱米 50 克，冰糖 20 克。

做法

① 锅中注入约 900 毫升清水烧开。

② 倒入洗净的高粱米，放入洗净泡好的赤小豆。盖上盖，转小火煮约 40 分钟至食材熟软。揭盖，放入适量备好的冰糖。盖上盖，煮约 3 分钟至冰糖完全溶入粥中。揭盖，搅匀食材，盛出煮好的甜粥即可。

高粱大枣糊

材料

高粱米 100 克，大枣 10 颗。

做法

① 将高粱米、大枣洗净晾干，大枣去核。

② 锅加热，用小火先将大枣炒焦后，再将高粱米炒至焦黄，接着再将两者一同研为细末，服用时，直接取两者细末用沸水调匀沏泡即可。

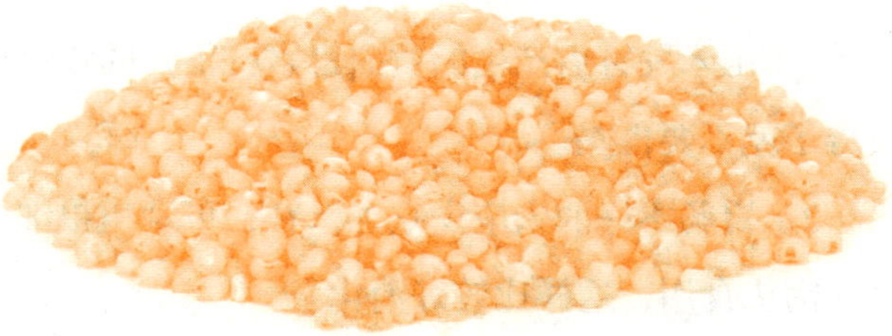

玉米

玉米的学名叫玉蜀黍，俗称棒子、玉茭、苞米、苞谷，营养丰富，又有“珍珠玉”之称。

除湿功效

玉米具有调中开胃、降浊利尿等功效，适用于尿路结石或慢性肾炎水肿、高血压、食欲不振等症。长夏季节，湿热偏重，此时食用玉米能祛暑化湿，有利于健康。玉米须也是可以祛湿的，经常用玉米须煮水喝，可以改善因水湿内停而导致的口中黏腻、身体肥胖、腹部赘肉较多、尿量减少等。

这样吃，无湿一身轻

（1）玉米棒宜带着玉米须煮熟，然后吃玉米并喝些煮玉米的水，这样吃平肝清热、利尿祛湿的功效更好。

（2）吃玉米粒时，应把玉米粒内的胚尖一起吃掉，许多营养都集中在胚尖里，这样吃更有利于其祛湿功效的发挥。

这样吃，身体无负担

（1）玉米发霉后产生的黄曲霉素有很强的致癌性，玉米或玉米面只要发霉了就不要再吃了。

（2）胃肠不好的人应少吃玉米粒，可“粗粮细做”，用玉米面煮粥或蒸成窝头食用，这样比较好消化。

玉米冬瓜海带结汤

材料 鲜海带结 50 克，嫩玉米棒 1 个，冬瓜 150 克，葱花、香菜碎各适量，盐 2 克，食用油少许。

做法

① 海带结洗净；玉米棒切小块；冬瓜去皮、籽，洗净，切小块。

② 锅置火上，倒油烧热，炒香葱花，放入海带结、玉米块、冬瓜块翻炒均匀，加入没过锅中食材的清水，大火烧开后转小火煮至玉米熟软，加盐和香菜碎调味即可。

胡萝卜玉米排骨汤

材料 猪肋排 350 克，胡萝卜、玉米棒各 1 个，姜片、葱花各适量，盐 2 克。

做法

① 猪肋排剁成段，洗净，焯水；胡萝卜去蒂，洗净，切块；玉米棒去外皮和穗，洗净，切厚片。

② 将猪肋排、胡萝卜块、玉米棒、姜片一同放入电压力锅中，加入没过锅中食材的清水，盖好锅盖，选择煮汤键，煮至提示汤煮好，自然泄气后加盐和葱花调味即可。

大白菜

大白菜价格实惠，易储藏，而且能跟多数菜肴搭配，是名副其实的“百搭菜”和“平民菜”。中医认为大白菜可解热除烦、养胃生津、通利肠胃、利尿通便。

除湿功效

大白菜常用于预防和改善肠胃积热所致的便秘及各类上火炎症，尤其是在秋冬季节，人们容易因饮食肥甘厚味、酒肉过度而发生胃热上火、脾胃湿热内蕴的问题。另外，用大白菜根煮水喝，具有清热利水的功效，对湿热引起的脱发有一定的缓解作用。

这样吃，无湿一身轻

大白菜凉拌或煮汤食用，祛湿的作用更好。另外，也可以加点儿米醋做成醋熘大白菜，清热利湿的作用也会更强。

这样吃，身体无负担

最好不吃隔夜的用大白菜烹调的菜肴，这样的大白菜含有较多的有毒物质——亚硝酸盐，食用后容易使人出现头晕、头痛、恶心、心跳加快等不适症状。

白菜豆腐汤

材料 白菜 250 克，豆腐 150 克，猪瘦肉 100 克，生姜 1 片，大葱 1 小段，食用油、盐、鸡精各适量。

做法
① 白菜洗净，切好；豆腐洗净，切成小块；猪瘦肉洗净，切丝；生姜和大葱洗净，切碎。
② 锅置于火上，倒入少许食用油，放入猪瘦肉丝炒至发白时，加入 400 ～ 500 毫升的沸水。
③ 放入姜、葱，用大火烧开，加入豆腐和白菜。
④ 开锅煮 3 ～ 5 分钟后，加入盐、鸡精调味后即可出锅。

蒸白菜卷

材料 白菜 250 克，猪肉（肥瘦）100 克，鸡蛋 2 个，葱、姜、料酒、鸡精、盐、湿淀粉、胡椒粉、香油各适量。

做法
① 将大白菜叶放入沸水锅中焯一下，再放入冷水中过凉，捞出备用；葱、姜切末备用；将猪肉洗净后剁细成馅备用。
② 将猪肉馅加入葱末、姜末、料酒、鸡精、盐、胡椒粉、鸡蛋、香油搅至上劲；将烫好的大白菜叶摊开，包入搅好的猪肉馅成卷状。
③ 将包好的大白菜卷用旺火蒸 5 分钟，取出装盘。
④ 将锅置于旺火上，倒入滗出的汤汁，再加入适量清水、盐、鸡精，用湿淀粉勾芡，淋入葱姜汁，浇在大白菜卷上即可。

芹菜

芹菜不但营养丰富，而且有药用价值。历代医学文献都认为芹菜有涤热祛风、甘凉清胃、利咽喉、利口齿、明目、降压镇静、养精益气、补血健脾、止咳利尿等功效。

除湿功效

芹菜性凉，归肝、胃经，可清热利湿、养胃解毒、平肝凉血，可用于脾胃湿热、热毒壅盛、胃热吐泻、身热烦渴、高血压等，可改善身体发热、舌苔黄、小便黄、皮肤与眼睛黄、皮肤长痘、情绪暴躁、易疲乏、便秘或大便溏稀等因湿热引起的不适症状。

这样吃，无湿一身轻

食用芹菜时不宜扔掉芹菜叶，因为芹菜叶比芹菜梗更有营养，其含有的叶绿素、维生素 C 和清热利湿的营养成分更多。

这样吃，身体无负担

（1）芹菜具有显著的降压作用，血压偏低者应尽量少吃或不吃芹菜。

（2）芹菜宜先洗后切或焯水后再切，如果切完再洗或切完再焯水，芹菜所含有的营养物质会从切口处流失一部分。

芹菜拌花生

材料：芹菜 100 克，胡萝卜 80 克，花生米 60 克，八角茴香、花椒各 3 克，桂皮 4 克，姜片 6 克，盐 1 克，米醋 3 克，味精 2 克，香油 3 克。

做法：

① 先将八角茴香、花椒、桂皮、姜片一同包入纱布中待用。

② 锅中注入适量的清水，把花生米、调味包、盐放入锅中。

③ 花生煮熟后捞出备用。

④ 分别将芹菜和胡萝卜清洗干净，投入沸水中焯一下，并切成大小相当的小段。

⑤ 把芹菜、胡萝卜、花生米一起装盘，加盐、米醋、味精、香油搅拌后即可。

芹菜炒猪肝

材料：猪肝 300 克，芹菜 100 克，葱 5 克，姜 5 克，蛋清 5 克，料酒 5 克，米醋 3 克，盐 5 克，生抽 5 克，老抽 2 克，白糖 3 克，食用油、淀粉适量。

做法：

① 猪肝切成片加盐、料酒、蛋清、淀粉腌制上浆；芹菜洗净焯水切成薄片。

② 锅内放油烧热，下猪肝滑熟捞出控去油。

③ 锅内放少许油，葱姜煸香，放入猪肝和芹菜，再放料酒、生抽、老抽、盐、白糖调好口，翻炒均匀，烹米醋出锅装盘。

荠菜

荠菜又叫地菜、鸡心菜、护生草、净肠草等，作为药用首见于唐代医药学家孙思邈所著的《备急千金要方》。民间食用荠菜的历史相当悠久，《诗经》《礼记》中都有记载。

除湿功效

荠菜味甘，性温。中医认为，荠菜具有清热利湿、清肝明目、凉血止血、健胃消食的功效，可用于调理因湿热导致的泄泻、痢疾、小便不利、目赤疼痛、小儿疳积等。

这样吃，无湿一身轻

（1）荠菜的吃法多样，以煮粥、凉拌、做馅的食法为好，能更好地发挥其清利湿热的作用。

（2）阳春三月正是荠菜生长较为茂盛和鲜嫩的时节，此时适当多吃些荠菜，祛湿的作用更强。

这样吃，身体无负担

荠菜有宽肠通便的作用，便溏者应慎食。

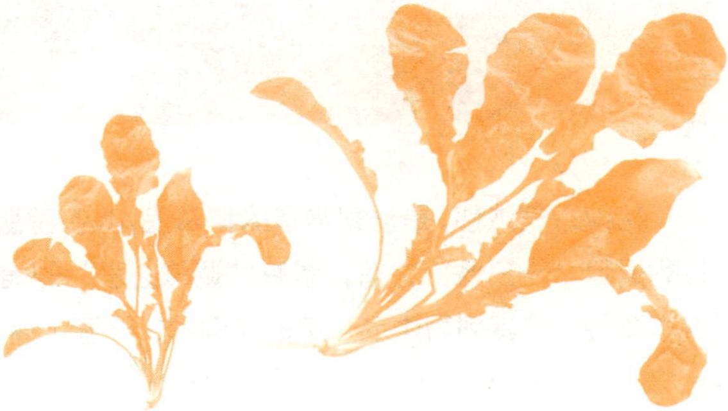

荠菜瘦肉粥

材料： 大米、新鲜荠菜各 100 克，猪瘦肉 50 克，盐适量。

做法：

① 大米淘洗干净；猪瘦肉洗净，切碎；鲜荠菜洗净，切碎。

② 大米和猪瘦肉末一起入锅，添水约 800 毫升，大火烧开后，转小火熬煮。

③ 待粥差不多熟时，加入荠菜再煮 2 分钟，最后加入盐调味即可。

鸡肝荠菜汤

材料： 鸡肝、荠菜各 150 克，鸡蛋 1 个，姜末、盐各适量。

做法：

① 鸡肝洗净，切小块；荠菜择洗干净，切碎。

② 鸡肝与荠菜一同放入锅中，加适量清水煮沸。

③ 将鸡蛋打散入锅，煮 3 分钟，加入姜末、盐调味即可。

花椒

花椒香气浓郁，是居家常备的调味品，具有除腥减膻、定麻味、增香辛的作用，位列调料“十三香”之首，素有“调味之王”的美誉。花椒也是一味中药，《神农本草经》将其列为中品，花椒能健脾、除湿止痛、温中散寒、杀虫解毒、止痒。

除湿功效

花椒是大辛大热之物，辛能发散祛湿，热能温散寒湿，常用于脘腹冷痛、下痢、寒湿泻痢、风寒痹痛、积食停饮。《神农本草经》说它主邪气咳逆，温中，除寒痹。《本草纲目》说它散寒除湿，解郁结，消宿食，通三焦，温脾胃，补右肾命门，杀蛔虫，止泄泻。

这样吃，无湿一身轻

煮汤时放些花椒粒多煮一会，既能让花椒的香味更好地释放，又能使花椒中祛寒湿的物质更多地溶于汤中，更易于被人体吸收利用。

这样吃，身体无负担

（1）花椒久放会失去香味，调味效果和保健功效会大打折扣，所以最好买小包装的。

（2）阴虚火旺者及孕妇应少食用用花椒调味的菜肴。

八角花椒汤

材料 八角茴香 6 克，花椒 3 克，红糖 30 克。

做法

① 分别将八角茴香、花椒用水冲洗干净。

② 将八角茴香与花椒一起放入锅内，加水约 400 毫升，煮沸后改小火煎至 250 毫升左右，去渣留汁，加入红糖，搅拌均匀即可。

椒盐炸豆腐

材料 豆腐 500 克，花椒 5 克，盐 10 克，食用油适量。

做法

① 花椒放入锅中，小火干炒出香味，盛出压碎，加入盐制成椒盐备用；将豆腐切成 2 厘米见方的块。

② 锅置火上，倒油烧至五成热后，放入豆腐，中小火将豆腐中的水分完全炸干，至豆腐酥脆后捞出，沥干油放入盘中，撒上椒盐即成。

苦瓜

苦瓜又叫凉瓜。苦瓜味苦，很多人都不喜欢吃，其实苦瓜有个雅号叫“君子菜”。因为苦瓜虽苦，但当它与别的菜一同烹调时不会影响别的菜自身的味道，“只苦自己不苦别人”。

除湿功效

苦瓜味苦、性寒，能清热泻火、利尿解毒、化痰除湿，可用于身热烦渴、湿热水肿、痈肿疮毒、咽肿目赤。《滇南本草》说它“泻六经实火，清暑，益气，止烦渴”。

这样吃，无湿一身轻

（1）苦瓜凉拌食用，能够很好地保留其中含有的清热祛湿的营养成分，但应注意，凉拌时还应少放油。

（2）苦瓜搭配黄瓜一起凉拌食用，祛湿热、清胃火的功效加倍。

这样吃，身体无负担

（1）苦瓜性寒，多食易伤脾胃，所以脾胃虚弱的人应少吃苦瓜。

（2）带苦味的食物一次别吃太多，不然容易引起恶心、呕吐等不适反应。

（3）苦瓜富含会阻碍食物中钙吸收的草酸，食用前将切好的苦瓜用沸水焯一下就可以去除其中 40% ～ 70% 的草酸。

炒苦瓜

材料 苦瓜2个，青椒1个，干红辣椒2个，大蒜2瓣，食用油、盐、味精各适量。

做法 ① 苦瓜洗净，对半剖开去瓤、去子，切片；青椒洗净，去子，切丝；干红辣椒剪成段；大蒜瓣切片。

② 起油锅，油温升至五成热时，放入干红辣椒、大蒜片爆香，再放入苦瓜、青椒大火快速翻炒2分钟，加盐、味精调匀即可。

兔肉苦瓜粥

材料 大米100克，兔肉80克，苦瓜40克，姜末、盐各5克，味精少许。

做法 ① 大米淘洗干净；兔肉洗净，切小块，冲去血水备用；苦瓜洗净，去瓤，榨汁备用。

② 锅置火上，加水、大米煮开，转小火煮20分钟，加入兔肉、苦瓜汁再煮10分钟，放入姜末、盐、味精即可食用。

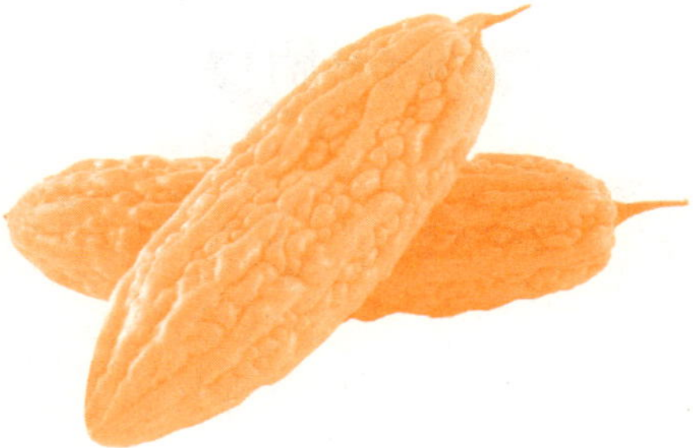

山药

山药有“小人参”的美誉,《神农本草经》将其列为补虚上品。虽然其貌不惊人，但营养丰富，常吃些山药可帮助调养脾胃。中医认为，山药入肺、脾、肾三经，适合各种体质的人食用。

除湿功效

山药能健脾养胃，食少体倦、有腹泻等病症的脾胃虚弱者可多食山药。据记载，慈禧为健脾胃而吃的“八珍糕”中就含有山药成分。现代药理研究表明，山药含有淀粉酶、多酚氧化酶等物质，能促进消化、改善胃肠功能。山药虽然没有直接除湿的功效，但是山药可以健脾养胃，间接地促进体内湿气的排出。因为脾主运化，健脾有助于运化湿气。

这样吃，无湿一身轻

山药选择铁棍山药比较好，而且还可以补气，比普通的山药健脾养胃的功效更好，自然祛湿的效力也更棒。

这样吃，身体无负担

（1）山药有收涩作用，大便干燥者不宜食用，会加重不适症状。

（2）山药宜去皮食用，以免产生麻等异常口感。

牛肉山药汤

材料 牛肉150克，山药200克，红枣5颗，姜片、香菜碎各适量，盐2克，食用油少许。

做法

① 牛肉洗净，切块，焯水；山药削皮，洗净，切块；红枣洗净。

② 锅置火上，倒油烧热，炒香姜片，放入牛肉块翻炒均匀，倒入没过牛肉块1～2厘米的清水，大火烧开后转小火煮20分钟，下入山药块和红枣再煮20分钟，加盐和香菜碎调味即可。

南瓜山药鸡翅汤

材料 南瓜100克，山药150克，鸡翅4个，姜片、盐各适量。

做法

① 南瓜去皮去籽，洗净，切块；山药去皮，洗净，切块；鸡翅洗净，焯水，捞出备用。

② 砂锅中加适量温水置火上，放入鸡翅和姜片，大火烧开后转小火继续煮25分钟，下入南瓜块和山药块煮熟，加盐调味即可。

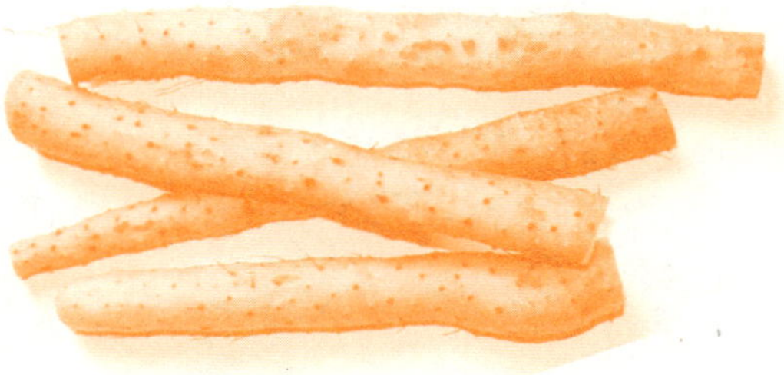

第四章

药食两用
中药除湿效果好

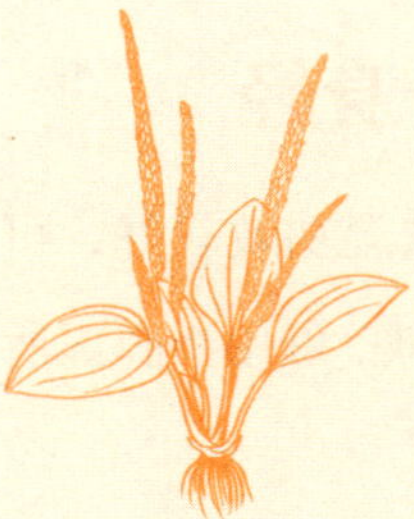

药能调理疾病，食物能保健，药食同源之品既可作药疗病，又可作食果腹。其中有许多祛湿效果不错的药食两用中药，比如白扁豆能消暑化湿、茯苓能健脾祛湿、陈皮能燥湿化痰、薏苡仁能渗湿利水……合理使用这些中药，祛湿会变得更加轻松快捷。

白扁豆

白扁豆又叫蛾眉豆、羊眼豆、茶豆等，为豆科植物扁豆的干燥成熟种子。早在《名医别录》中就有对其的记载，更被李时珍捧为上宾，称白扁豆“其性温平，得乎中和，脾之谷也”。

除湿功效

中医认为，白扁豆有健脾和中、消暑化湿之功，补脾胃而不滋腻，能除湿但不燥烈，为当之无愧的“夏季祛暑利湿第一豆”。最适宜于脾胃虚弱而夹湿邪者，见呕逆、胸闷腹胀、烦渴、泄泻、小儿疳积、白带过多等症。

这样吃，无湿一身轻

药用时，生白扁豆的祛湿功效较好，可用于祛除暑湿；而炒白扁豆具有健脾、收涩、止泻的功效，可用于脾虚所引起的食欲不佳、消化不良、泄泻等。

这样吃，身体无负担

（1）白扁豆虽有健脾化湿之功，但一次不能吃得太多（干品不超过 50 克），以免引起消化不良、腹胀。

（2）白扁豆中的凝集素有一定毒性，因此白扁豆必须经加热煮熟后方可食用，否则，有可能出现恶心、呕吐、头痛等食物中毒现象。

（3）由于炒白扁豆有较强的收涩、止泻的功效，如果平常大便干燥或便秘的人不建议用。

白扁豆粥

材料 白扁豆 30 克，莲子 15 克，银耳 10 克，大米 100 克，水适量。

做法
① 白扁豆、莲子、大米洗净，银耳用冷水发开后洗净，切碎。
② 将白扁豆、莲子、大米、银耳一起倒入砂锅中，加入适量清水，大火煮沸，再改用小火熬煮成粥即可。

白扁豆鸡汤

材料 白扁豆 100 克，莲子 40 克，鸡腿 300 克，砂仁 10 克，盐适量。

做法
① 将适量清水、鸡腿、莲子置入锅中，以大火煮沸，转小火继续煮 45 分钟。
② 白扁豆洗净，沥干，放入锅中煮熟。
③ 再放入砂仁略煮，加盐调味即可。

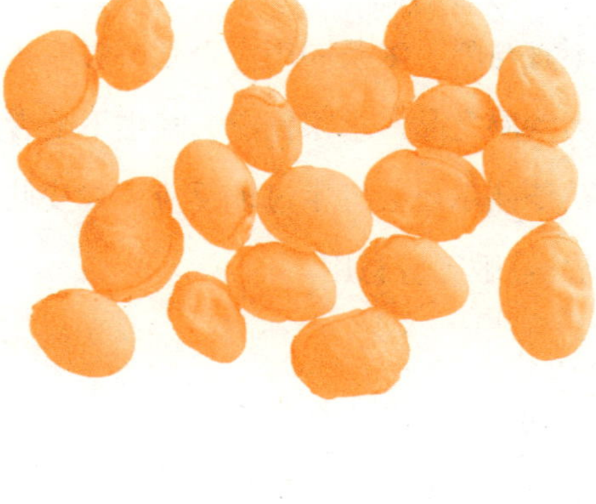

茯苓

茯苓在我国有悠久的历史，早在2000多年前《淮南子》就有“千年之松，下有茯苓”的记载。茯苓自古被视为“中药八珍”之一，还有“四时神药”的美誉。《神农本草经》将茯苓列为上品，《本草正义》称其“去湿则逐水燥脾，补中健胃”。

除湿功效

中医学认为，茯苓味甘淡、性平，归心、肺、脾、肾经，具有利水渗湿、健脾宁心之功，为补中益气常用药食两用中药。对于脾胃虚弱所致的消化不良、食少便溏及儿童厌食症均有较好的疗效。现代药理研究表明，茯苓可抑制胃酸分泌，减少胃酸对胃黏膜的损害，对消化道溃疡有一定的预防和调理效果。

这样吃，无湿一身轻

用茯苓搭配干姜、白术等祛寒除湿效果好；用茯苓搭配茵陈、栀子、竹茹等祛湿热效果好。

这样吃，身体无负担

（1）茯苓不宜与醋、浓茶同用，否则会影响茯苓的药效。

（2）茯苓为渗湿之品，虚寒精滑、气虚下陷者应慎用。

（3）服用茯苓偶尔还会发生过敏反应，如皮肤红肿、腹痛、支气管哮喘发作等情况，过敏者应忌用。

鲤鱼茯苓汤

材料 茯苓 25 克，黑豆 50 克，鲤鱼 1 条。

做法

① 鲤鱼洗净，去腮、鳞，切块。

② 将处理好的鲤鱼与黑豆、茯苓一起放入锅中，加清水，煮至鱼肉熟透即可食用。

茯苓莲藕粥

材料 茯苓 15 克，莲藕 100 克，大枣 50 克，粳米 80 克，白糖 15 克。

做法

① 粳米洗净，莲藕去皮洗净切片，茯苓磨粉，大枣洗净待用。

② 锅置火上，将粳米放入锅中，加适量水，待粥将熟时放入茯苓粉、大枣、藕片，煮熟后加白糖搅匀即可。

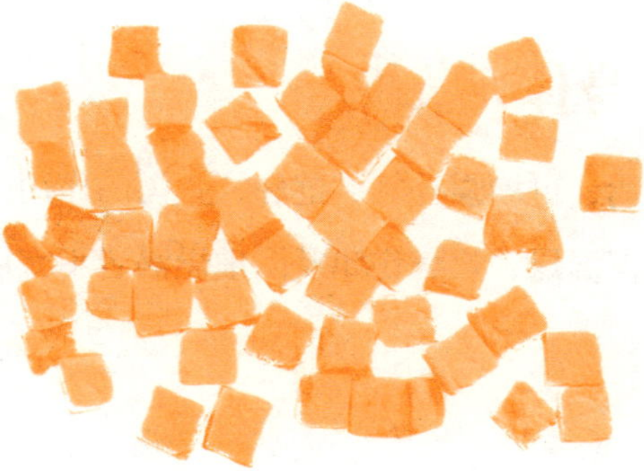

白术

白术是一种常用的药食两用中药，其味苦甘、性温，为健脾、补气、利湿的要药。中医认为，白术尤其擅长调理脾胃，临床处方中，常将白术与一些中药配伍，以增强疗效。

除湿功效

白术归脾、胃经，既补气健脾，又可通过燥湿利尿有效排除因脾虚而停滞于体内的湿浊；其性又偏温燥，脾也喜温燥。对于脾虚出现的湿邪阻滞、倦怠乏力、身体困重，或吐泻、水肿等症状，使用白术最为适合，因此白术被视为健脾除湿第一要药。

这样吃，无湿一身轻

（1）白术配茯苓，健脾燥湿的功效更佳，可用于调理脾虚湿困引起的面黄形瘦、四肢倦怠、头晕目眩、胸满腹胀、便溏腹泻等。

（2）白术配黄连，健脾化湿、清热和胃的功效增倍，可调理脾胃湿热、恶心呕吐、吞酸嘈杂、脘腹痞满等。

这样吃，身体无负担

（1）白术炒用，可增强补气、健脾、止泻的作用。

（2）白术性偏温燥，热病伤津及阴虚燥渴者不宜用。

白术甘草茶

材料　白术 10 克，甘草 5 克，菊花 5 ～ 6 朵。

做法

① 将白术和甘草一起研为粗末，装入双层纱布袋中，置于保温瓶中，冲入沸水约 800 毫升，加盖静置。

② 菊花置于茶杯或茶壶中。

③ 待白术和甘草在保温瓶中焖 10 ～ 20 分钟之后，倒出适量的热药水冲泡菊花。

④ 3 ～ 5 分钟之后，就可以饮用，一边饮用一边不断地加热药水，饮至药水完为止。

山药白术羊肚汤

材料　羊肚 250 克，枸杞子 15 克，红枣 8 颗，山药、白术各 10 克，盐、鸡精各适量。

做法

① 将羊肚洗净切块，汆水；山药洗净，去皮，切块；白术洗净，切断；红枣、枸杞子洗净，浸泡。

② 锅中烧水，放入所有的材料，加盖炖 2 小时，调入盐和鸡精即可。

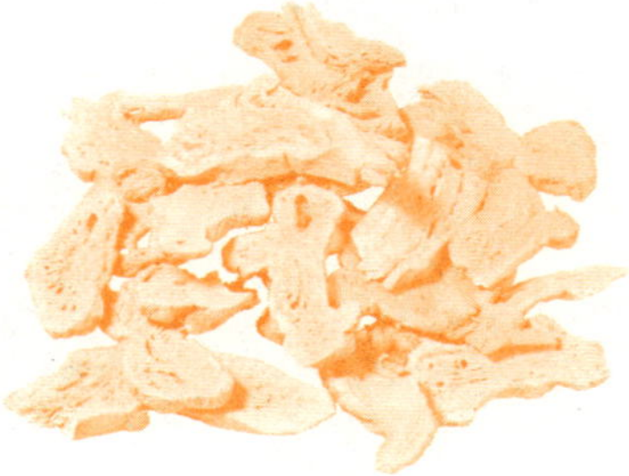

薏苡仁

薏苡仁又叫薏米，其健脾祛湿的作用早在秦汉时期就已被人们发现和利用。薏苡仁具有很好的医疗保健作用，中药学经典《神农本草经》将其列为上品，更有“生命健康之禾”“禾本科植物之王”等美誉。

除湿功效

薏苡仁归脾、胃、肺经，具有利水渗湿、健脾止泻、除痹、排脓、解毒散结的作用，常用于调理水肿、脚气、小便不利、脾虚泄泻、湿痹拘挛等。《太平惠民和剂局方》中的参苓白术散，是炒薏苡仁与白术、山药同用来调理脾虚有湿的泄泻。

这样吃，无湿一身轻

薏苡仁性凉，直接煮来吃容易伤脾，应选熟薏苡仁。将薏苡仁倒入炒锅，用小火慢慢翻炒至表皮呈金黄色，微微散发焦香味后离火。炒过的薏苡仁寒凉之性降低，增强了其健脾祛湿的效力。

这样吃，身体无负担

（1）薏苡仁有导致滑胎的风险，孕妇应避免食用。

（2）薏苡仁不易消化，尽量不要多吃，尤其是老人、儿童以及胃寒的人。

莲藕排骨薏米汤

材料 排骨 300 克，莲藕 100 克，薏苡仁 20 克，盐适量。

做法
① 莲藕洗净，切厚片；薏苡仁洗净；排骨汆水。
② 锅置火上，加水烧开后将材料全部放入，再改小火煮 2 小时，最后放盐调味即可。

燕麦绿豆薏苡仁粥

材料 绿豆、粗燕麦片各 30 克，薏苡仁 80 克，葡萄干、腰果、纯杏仁粉、芝麻粒、白糖各适量。

做法
① 将薏苡仁、绿豆洗净，用 1000 毫升水泡 2 小时。
② 把葡萄干、腰果、纯杏仁粉、芝麻粒、薏苡仁、绿豆、粗燕麦片一起放入锅内同煮，煮沸后转小火继续煮至熟烂，放凉即可食用。可按个人口味放入适量白糖。

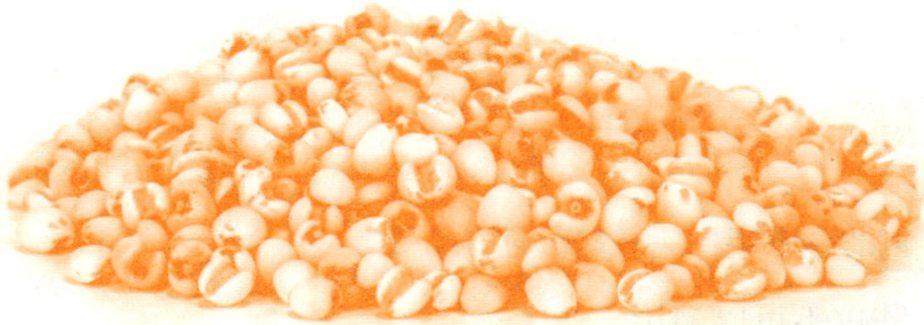

陈皮

脾胃虚弱和痰湿较盛的人，家中厨房最好常备陈皮。陈皮具有理气、调中、燥湿、化痰等作用，可用于调理咳嗽痰多、食欲不佳、胸腹胀满等。

除湿功效

陈皮能芳香醒脾，长于理气健脾、和胃止呕、燥湿化痰。陈皮为橘及其栽培变种的干燥成熟果皮。《金匮要略》中的橘皮枳实生姜汤，就是用陈皮配枳实、生姜来调理痰湿阻络、胸胁胀满、气塞、短气的胸痹轻证。《本草纲目》记载：“橘皮，苦能泄、能燥，辛能散，温能和，其治百病，总是取其理气燥湿之功。”

这样吃，无湿一身轻

（1）陈皮与白术搭配使用，可起到理气化痰、健脾燥湿的作用。

（2）在烹调肉食时加点儿陈皮，既能借助陈皮的芳香之气去除肉食的腥膻气味，增加菜肴的香味以增进食欲，又能充分发挥陈皮芳香醒脾、理气和胃、祛湿化痰的作用，减少痰湿和肥甘厚腻对脾胃的伤害。

这样吃，身体无负担

（1）吐血者慎用，阴虚燥咳不宜用。

（2）陈皮不可以多用，会上火。

陈皮水果汤

材料 苹果、白梨各 1/2 个，橘子 1 个，冰糖适量，陈皮 10 克。

做法
① 苹果、白梨洗净，去蒂、除核，切块；橘子去皮，将果肉分瓣；陈皮用水冲洗一下。
② 苹果块、梨块、陈皮放入砂锅中，加入没过锅中食材的清水，大火烧开后转小火煮 30 分钟，加橘子瓣略煮，最后下入冰糖煮至化开即可。

赤小豆陈皮汁

材料 陈皮 15 克，赤小豆 50 克，蜂蜜少许。

做法
① 陈皮洗净，用清水泡软，切碎；赤小豆淘洗干净，用清水浸泡 3～4 小时，煮熟。
② 将陈皮和赤小豆一同放入榨汁机中，加入凉开水 400 毫升和蜂蜜，搅打成细滑状即可。

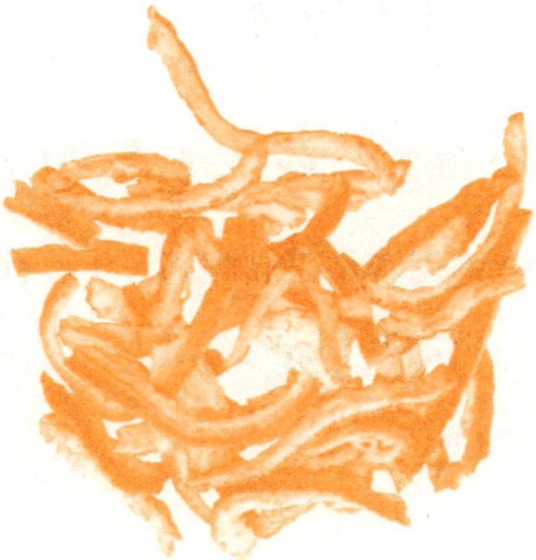

荷叶

荷叶善于清暑邪以化浊。夏季如以鲜荷叶泡茶，或以鲜荷叶包粳米蒸饭，均有清暑利湿之良效。

除湿功效

荷叶水可以除口臭，口臭跟脾胃湿热有关。中医讲“胃主受纳，脾主运化；胃气主降，使饮食物和其糟粕得以下行，脾气主升，则饮食物中的精华得以营养全身”。如果脾胃湿热，就会导致湿邪困脾、脾阳不升。另外，还会导致“胃气不降、浊气上升”，而这种“浊气上升”就会顺着食道上行到口腔，产生口臭。每天用3～5克荷叶泡水喝，能清利湿热、祛口臭。

这样吃，无湿一身轻

荷叶与能补气、行气、祛湿、消食的五指毛桃、青皮、炒薏苡仁、炒山楂相配，可“祛湿不伤正”，有助于改善因水液代谢障碍而引起的神疲乏力、四肢困重、脖子屈伸不灵、头昏重、呆钝、怕热汗多、大便黏滞不爽、舌体胖大等。

这样吃，身体无负担

荷叶多用容易引起腹泻。干品荷叶每次适宜的用量为3～10克，如用鲜品，用量为干品的5倍。

荷叶绿豆汤

材料：干荷叶 10 克，绿豆 50 克，白糖适量。

做法：

① 锅中加入适量冷水，放入洗净的干荷叶，再把绿豆倒入。

② 加盖，用大火煮开，小火炖煮约 30 分钟。

③ 将荷叶捞出不要，继续煮至绿豆开花，加入白糖搅匀，出锅晾凉后食用。

莲子荷叶粥

材料：大米 100 克，鲜荷叶 1 张，新鲜莲子 50 克，白糖适量。

做法：

① 荷叶洗净撕碎，放入锅中，加入适量清水，熬煮成绿色的荷叶汤，留汤备用；莲子洗净去心。

② 大米淘洗净，放入锅中，注入荷叶汤，大火煮滚，再改小火熬煮至粥稠，放入莲子同煮至熟，加白糖调味即可。

藿香

清代医书《删补名医方论》说："藿香之芬，以开胃，名曰正气，谓能正不正之气也。"意思是说藿香有祛邪复正的将军性情，能很好地祛除脾胃暑湿，改善身体内部的"风气"，这样的属性，正应了长夏时节多雨多湿、万物繁盛的气候。

除湿功效

藿香的主要作用是振奋脾胃之气，脾胃的气机振奋了，湿浊之气也就容易祛除了。同时，藿香芳香辟秽浊而能和理脾胃，为芳化湿浊之要药，适用于感受秽浊、湿阻脾胃之脘腹胀满、呕吐泄泻之症。藿香微温，化湿而不燥热，又善于解暑，亦为解暑要药，其治暑湿之症，不论偏寒、偏热均可应用。

这样吃，无湿一身轻

（1）藿香常与佩兰同用，并称藿佩。藿香有解表的作用，佩兰行气的作用更强，两者在一起用，振奋脾胃、祛除中焦湿气的作用是非常好的。

（2）藿香梗与荷梗同用，健脾胃、祛湿邪、消除胀满的功效可增强。

这样吃，身体无负担

阴虚血燥者不宜用。

藿香茶

材料· 藿香 15 克，陈皮、甘草各 5 克。

做法·
① 将藿香、陈皮、甘草一同研成粗末，装入双层纱袋中。
② 将纱袋置于带盖的大茶杯或茶壶中，用适量沸水冲泡，加盖焖 7 分钟即可饮用。

藿香排骨

材料· 藿香 10 克，猪排骨 500 克，料酒、酱油、葱、姜、花椒油、盐、鸡精、食用油各适量。

做法·
① 藿香洗净；猪排骨洗净切成 4 厘米的段，同藿香放入汤锅内，煮至八成熟时，捞出。
②将排骨放入盆内，加料酒、酱油、葱、姜、花椒油、盐、鸡精调匀，腌 5 分钟。
③锅置火上，放食用油，待油热时，下入排骨炸至变色捞出，待油热时，再下排骨，炸至深红色时捞出，摆在盘中即成。

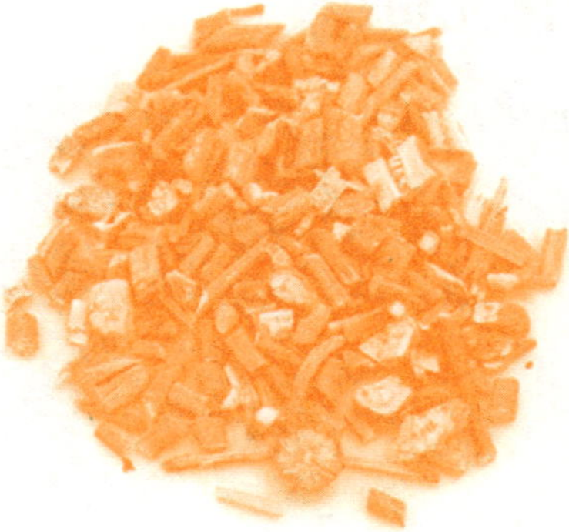

豆蔻

豆蔻为姜科植物，生于气候温暖潮湿、富含腐殖质的林下，其主产于泰国、越南等地，我国广西、广东、云南等地也有种植。本书所说豆蔻为白豆蔻，以温化见长，能温化寒湿。

除湿功效

豆蔻味辛、性温，入肺、脾、胃经，能温化寒湿、化湿行气、暖胃消滞，可以散胸中烦闷之气，理上中焦之寒湿，对于寒湿之邪引起的胃脘胀痛、胸闷不适、腹痛便溏等有较好的疗效。

这样吃，无湿一身轻

（1）夏季喝“豆蔻煮水”，有解暑湿的效果。

（2）豆蔻与砂仁同用，能理气化湿温中，调理气滞湿阻、胸闷腹满、呕吐泄泻；与厚朴同用，能理气和胃化湿，调理脾胃气滞、寒湿胀满；与藿香同用，能温中行气化湿，调理气滞湿停或寒湿内停的呕吐、胃脘满闷；与薏苡仁、杏仁同用，能宣化湿浊，调理湿温初起、胸闷不饥。

这样吃，身体无负担

阴虚血燥而无寒湿者忌用。

豆蔻粥

材料： 豆蔻 10 克，生姜 1 块，甘草 5 克，大米 100 克。

做法：

① 大米淘洗干净；生姜洗净，拍松散，再切成细末；豆蔻捣碎，和甘草一起研为细末。

② 大米入砂锅，加水约 800 毫升，大火烧沸，再转小火熬煮。

③ 将生姜末、豆蔻末、甘草末一同放入粥中同煮至粥成即可。

草果豆蔻炖乌鸡

材料： 乌鸡 1500 克，草果 5 克，豆蔻 6 克，料酒、葱各 15 克，姜 10 克，盐 5 克，鸡精、胡椒粉各 2 克。

做法：

① 将草果除去核、皮，剪成小块；豆蔻去壳后研成细粉；乌鸡宰杀后，去毛、内脏及爪并洗净；姜拍松，葱切段。

② 将乌鸡、草果、豆蔻、姜、葱、料酒一同置于炖锅内，加入清水，用大火煮沸，再用小火炖 35 分钟，加入盐、鸡精、胡椒粉略煮即可。

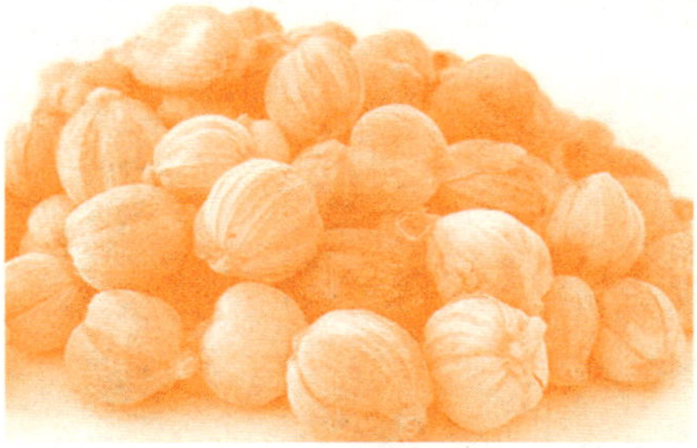

芡实

芡实又叫鸡头米，素有“水中人参”和“水中桂圆”的美誉。《本草乘雅半偈》认为，芡实“主湿痹，腰脊膝痛，补中，除暴疾，益精气，强志，令人耳聪目明。久服轻身，不饥，耐老”。芡实善于健脾除湿、涩肠止泻，常用于脾胃虚弱、湿盛下注、久泻不愈等症。

除湿功效

脾是运化水湿的，脾胃运化代谢能力减弱了，不能把体内湿气代谢出去，就会出现湿气重的情况。在梅雨时节，外界环境湿度大，人体也容易积累过多的水湿，沉积在腰膝导致酸痛，而芡实能够“健脾化湿”，帮助脾胃把局部的水湿向上方运输，减轻腰膝部的负荷。并且其味道甘淡可口，不会妨碍脾胃运化，特别适合在潮湿困倦的雨季食用。

这样吃，无湿一身轻

芡实与陈皮、薏苡仁或茯苓搭配同用，对祛除湿气有较好作用。

这样吃，身体无负担

（1）体质燥热、尿赤便秘者不宜食用。

（2）芡实一次切忌食之过多，否则难以消化。平时有腹胀症状的人更应忌食。

山药薏苡仁芡实粥

材料 山药 1 根（约 300 克），薏苡仁 50 克，芡实 50 克，大米 100 克。

做法

① 薏苡仁和芡实洗净后，用清水浸泡 2 小时；山药去皮，切成薄片，放入淡盐水中浸泡；大米洗净。

② 将浸泡好的薏苡仁、芡实放入锅中，倒入适量清水，大火煮开后，调成小火煮 30 分钟。

③ 倒入大米继续用小火煮 20 分钟后再将山药片放入锅中，再继续煮 10 分钟即可。

莲子芡实薏苡仁牛肚汤

材料 牛肚 250 克，莲子 50 克，芡实 30 克，薏苡仁 20 克，红枣 5 颗，盐适量。

做法

① 将牛肚加盐搓洗，再用清水冲干净，切块；莲子、芡实、薏苡仁、红枣均洗净。

② 将牛肚块、莲子、芡实、薏苡仁、红枣放入汤煲内，倒入适量清水，用大火煮沸后转小火煲熟，放入适量盐即可。

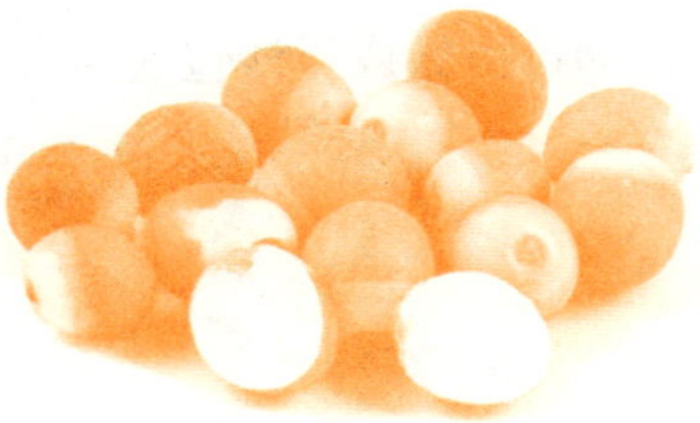

赤小豆

赤小豆又叫红豆、红小豆等。中医认为，赤小豆味甘、酸，性平，归心、小肠经，有健脾益气、利水除湿、解毒排脓的功效。

除湿功效

赤小豆能使湿热下泄，还有利水消肿、利湿退黄的功效。《千金翼方》中记载赤小豆“甘酸，平，无毒。主下水，排痈肿脓血”。“下水”的意思是促进水液排泄，故赤小豆有“祛湿”的效果。

这样吃，无湿一身轻

（1）赤小豆和薏苡仁都是清除体内湿气的较好食材，二者搭配能起到很好的祛暑湿的作用。

（2）湿重多气虚，赤小豆宜与补脾益气之品配合使用，比如墨鱼、鲤鱼或黄母鸡等，补脾益气、祛湿的功效更好。

（3）赤小豆与桑白皮、连翘等同用，可用于调理湿热黄疸。

这样吃，身体无负担

（1）赤小豆具有利水的作用，尿多者宜适量食用。

（2）赤小豆宜与其他谷类食物混合食用，可提高赤小豆的营养价值，促进其所含有的营养素被更好吸收，比如可以做成豆沙包或与大米一同煮粥食用。

赤小豆糕

材料 糯米粉 200 克，粳米粉 100 克，赤小豆 50 克，白糖适量。

做法

① 赤小豆淘洗干净，用清水浸泡 6 小时，放入高压锅内，加入白糖和没过赤小豆的清水，煮成赤小豆汤，晾至温热。

② 取面盆，倒入糯米粉、粳米粉搅拌均匀，少量多次地加入煮好的赤小豆汤，揉成表面光滑的面团，揉成长条，分成大小均匀的剂子，逐个放入糕点模具中按压成赤小豆糕生坯，上锅蒸熟即可。

赤小豆桂圆小米粥

材料 赤小豆 30 克，干桂圆肉 6 粒，小米 50 克。

做法

① 赤小豆淘洗干净，用清水浸泡 6 ～ 8 小时；干桂圆肉洗净浮尘；小米淘洗干净。

② 赤小豆和小米一同倒入汤锅中，加适量清水煮至赤小豆和小米九成熟，加桂圆肉煮软即可。

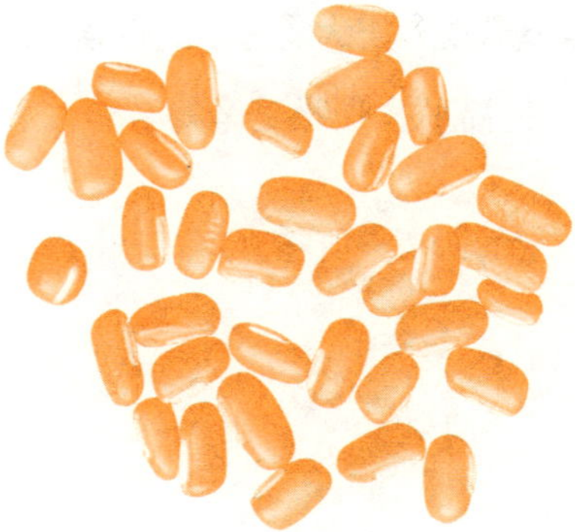

马齿苋

马齿苋又叫长寿菜、马踏菜。马齿苋在中国有着悠久的食用史，在明代官方正式出版的《救荒本草》一书中，马齿苋就已被收录其中。马齿苋对大肠杆菌、痢疾杆菌、金黄色葡萄球菌等有强效抑制作用，所以有“天然抗生素”的美称。

除湿功效

马齿苋味酸、性寒，能清热祛湿、利尿通淋、散血消肿，常用于调理湿疹、热毒血痢、痈肿疔疮、丹毒等。

这样吃，无湿一身轻

用马齿苋来调理湿热痢疾、肠炎，可以单独煎水饮用，若能与黄芩、黄连等搭配使用疗效更佳。

这样吃，身体无负担

（1）马齿苋性寒，脾胃虚寒、大便泄泻者慎用。

（2）马齿苋其性滑利，有滑胎的作用，孕妇应忌食。

（3）马齿苋不宜与以下西药同用：磺胺类；氢氧化铝、氨茶碱等碱性类药；氨基苷类（庆大霉素、链霉素、红霉素、卡那霉素等）；阿司匹林、呋喃妥因、利福平、吲哚美辛等。

马齿苋粥

材料· 马齿苋 200 克，大米 100 克，盐、鸡精各适量。

做法·

① 大米淘洗干净；马齿苋洗净，入沸水锅中焯 1～2 分钟后，切碎待用。

② 大米入锅，加水约 800 毫升，大火烧开，转小火熬煮。

③ 待大米粥将熟时，放入马齿苋再煮 2～3 分钟，最后加盐、鸡精调味即可。

马齿苋黄花汤

材料· 干黄花菜 50 克，马齿苋 100 克，盐 5 克，蒜片适量，味精、鸡精各少许。

做法·

① 干黄花菜泡发后，切去根部杂质；马齿苋洗净，切长段。

② 锅中放入适量水烧开，放入黄花菜用中小火煮开，快熟时放入马齿苋、蒜片同煮，加盐、味精、鸡精调味即可。

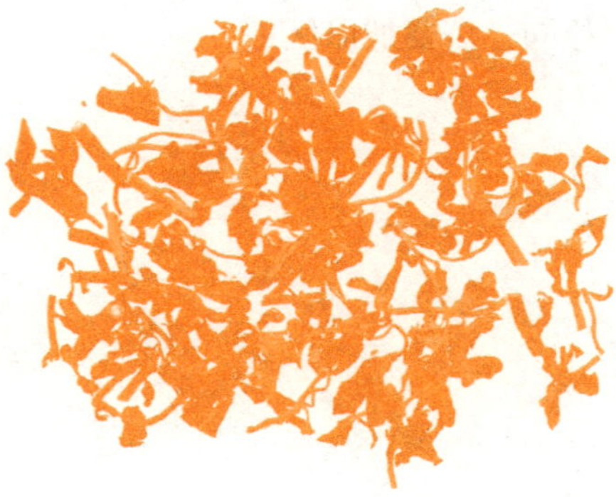

木瓜

木瓜以安徽宣城所产宣木瓜品质最为优良。明李时珍在《本草纲目》中就有“木瓜处处有之，而宣城者为佳”的记载。药理研究表明，木瓜有调节自主神经功能，抗炎、抗风湿、利尿、镇痛及缓解肌肉痉挛等作用。

除湿功效

药用木瓜味酸、性温，有平肝、舒筋、活血、通络、化湿、和胃的功效，是调理腿痛、转筋、湿痹、脚气的要药，在调理风湿性关节炎、腰膝酸痛、脚气肿胀、小腿肌肉痉挛等配方中多会用到。

这样吃，无湿一身轻

（1）调理脾胃寒湿引起的腹泻，可以取适量药用木瓜，与等量的干姜、甘草一起研成细粉，每次 6 克，用米汤调服，疗效颇佳。

（2）木瓜配蚕沙，可祛风湿、和胃化浊，调理风湿痹痛、吐泻转筋。

这样吃，身体无负担

（1）胃酸过多者不宜用。

（2）经炮制过的药用木瓜与水果店里卖的木瓜完全不同，其性味、功效也不相同，需要加以区别。

木瓜银耳猪骨汤

材料：木瓜 100 克，银耳 10 克，猪骨 150 克，盐、香油各适量。

做法：
① 将木瓜去皮，洗净切块；银耳洗净，泡发撕小朵；猪骨洗净，斩块；将猪骨汆烫，捞出洗净。
② 将猪骨块、木瓜块放入瓦煲，注入水，以大火烧沸后下银耳，改用小火炖煮 2 小时，加盐、香油调味即可。

猪肺雪梨木瓜汤

材料：熟猪肺 200 克，木瓜 30 克，雪梨 15 克，水发银耳 10 克，盐、白糖各适量。

做法：
① 将熟猪肺切方丁；木瓜、雪梨收拾干净，切方丁；水发银耳洗净，撕成小朵。
② 净锅上火，倒入水，放入熟猪肺丁、木瓜丁、雪梨丁、水发银耳煲至熟，调入盐、白糖即可。

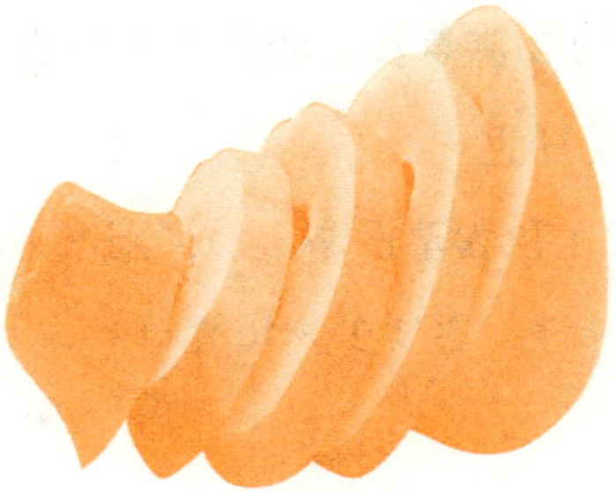

鱼腥草

鱼腥草别名侧耳根、猪鼻孔、野花麦、臭菜等，鲜品全年均可采收，干品每年夏秋季茎叶茂盛花穗多时采收。鱼腥草的根嫩而脆、微辣带腥，为主要食用部位。鱼腥草性寒凉，归肺经，能清热解毒、消肿疗疮、利尿除湿、清热止痢、健胃消食。

除湿功效

夏季天气炎热，人体很容易受细菌、病毒的侵袭，鱼腥草能帮助人体对抗因暑湿、暑热引起的肺热咳喘、口腔溃疡、牙龈肿痛、咽喉红肿、水肿、湿疹等问题。

同时，鱼腥草含有一定量的钾离子，这种物质能利尿，可起到利尿除湿的作用。

这样吃，无湿一身轻

用鱼腥草煮汤食用，清利湿热的功效更好。

这样吃，身体无负担

（1）鱼腥草性寒，脾胃虚寒及风寒感冒者最好不吃。

（2）鱼腥草具有清热泻火的功效，阳虚体质的人食用后会损伤正气，或使病情加重。

（3）鱼腥草性寒，易损阳气，不可久食，更不可过量食用。若体质本就偏寒性，更要少吃鱼腥草。

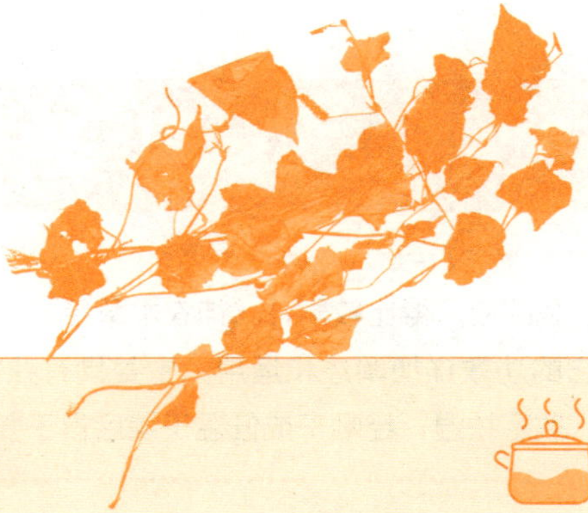

薏苡仁鱼腥草粥

材料 薏苡仁 30 克，鱼腥草 50 克，粳米 100 克，盐适量。

做法

① 将薏苡仁、粳米淘洗干净，薏苡仁用清水浸泡约 3 小时；鱼腥草去除老叶，洗净，切段。

② 锅内加水适量，煮沸后加入鱼腥草段，用中火煎煮约 15 分钟，滤出药汁。

③ 将粳米和泡好的薏苡仁连同泡过的水一同倒入锅中，加适量水，按常法煮粥，粥熟后加入鱼腥草汁以及盐，继续煮滚即可。

鱼腥草瘦肉汤

材料 鱼腥草 30 克，金银花、连翘各 15 克，白茅根 25 克，猪瘦肉 100 克，盐、鸡精各适量。

做法

① 将鱼腥草、金银花、白茅根、连翘洗净；猪瘦肉洗净，切片。

② 将鱼腥草、金银花、白茅根、连翘一同放入锅内加水煎煮，以小火煮 30 分钟，去渣留药汁。

③ 猪瘦肉片放入药汁内，以小火煮熟，加盐、鸡精调味即可。

干姜

姜在我国应用得比较早，《神农本草经》里就有相关记载，《伤寒杂病论》更是对它的功效详加阐述和运用。生姜具有独特的辛辣味，可以刺激味蕾、健脾开胃、散寒祛湿，经晒干或低温干燥后得干姜。

除湿功效

干姜辛热燥烈，能温中散寒、燥湿消痰、止呕。《伤寒论》中的理中汤，就是用干姜配人参、白术、炙甘草来调理脾胃虚寒、寒湿内盛等证的。

这样吃，无湿一身轻

夏天人体内的湿热容易加重，而长时间吹空调又容易导致寒邪入侵，此时适宜常喝些姜枣茶，有助于疏散外寒、清化内湿。红枣性温，能补益脾胃，再加上生姜驱寒，二者搭配，祛湿益气的效果更加显著。

这样吃，身体无负担

（1）干姜性温，内热比较重的人，比如有胃热呕吐、肺热燥咳等症状者不宜用。

（2）口臭的人最好不用干姜，中医认为口臭是由胃热引起的，胃热者再用性温的干姜会加重原有的症状，甚至引起头痛、牙痛、痔疮出血等。

干姜茶

材料 干姜 10 克，红茶 3 克。

做法 ① 将干姜洗净，切片水煎成汁。

② 取 250 毫升姜汁沏泡红茶，冲饮至味淡为止。

干姜粥

材料 干姜 3 克，高良姜 5 克，粳米 100 克。

做法 ① 将干姜、高良姜洗净，切片；粳米淘净。

② 先用适量水煮姜片，去渣取汁，再放粳米于姜汁中，小火煮烂成粥即可。

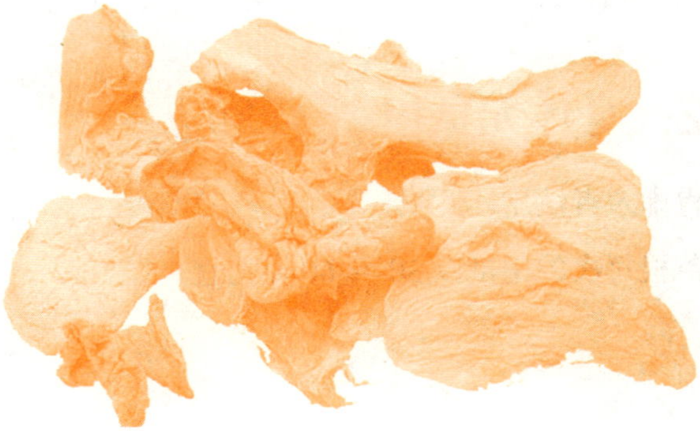

芦根

芦根就是芦苇的根茎，在池塘、沼泽、河溪边到处都有。中医认为，芦根味甘、性寒，归肺、胃经，能清热泻火、生津止渴、除烦、利尿，常用来调理热病烦渴、胃热呕哕、肺热咳嗽、热淋涩痛等。

除湿功效

芦根甘寒清肺胃而生津，宣肺利湿，导邪从小便排出，具有清淡不腻、生津而无敛邪、祛湿而不伤阴的特点。鲜芦根亦有同效。

这样吃，无湿一身轻

（1）鲜芦根与白茅根同用，既能清热渗湿，又有凉血止血之功，可用于调理热病烦渴、急性水肿伴有血尿等。

（2）内伤湿阻，属肺胃湿热或伴阴伤，症见自汗、咳嗽、消渴、水肿等，可常用鲜芦根与苦杏仁、薏苡仁等。

（3）因湿温、暑温引起的热重于湿、身热汗出、头身困重、心烦口渴而不欲饮、胸闷纳呆、小便短黄，可常用鲜芦根与黄芩等。

这样吃，身体无负担

（1）脾胃虚寒者慎用。

（2）鲜芦根每次的用量以 30 ~ 60 克为宜。

芦桃饮

材料· 鲜芦根 30 克，桃仁 9 个。

做法·

① 桃仁用温水浸泡，去皮掐尖，捣碎。

② 将鲜芦根洗净，切片，放入砂锅内，加水适量，置于大火上烧沸，滤去药渣，留药汁。

③ 将芦根药汁放入炖杯内，加入桃仁，用小火煮 15 分钟即可。

芦根粥

材料· 鲜芦根 150 克，大米 100 克，白糖适量。

做法·

① 将鲜芦根洗净，切碎放入砂锅内，加清水 300 毫升，置于大火上烧沸，煎至约 100 毫升时，滤去芦根，取药液备用。

② 将淘洗的大米，加水 500 毫升，放入锅内，上火煮粥，待粥将熟时，兑入芦根药液、白糖，煮 1 ～ 2 分钟即可。

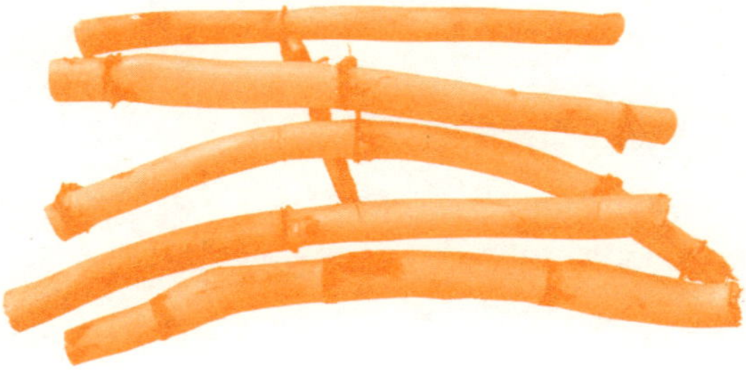

淡竹叶

淡竹叶又叫碎骨子、迷身草。其性寒，可渗湿利尿、清心除烦。特别爱着急上火、心烦急躁的这类人可以试试喝淡竹叶水，能改善烦躁、头昏、发热、口渴、失眠、口舌生疮、咽喉肿痛、小便赤涩淋痛等不适症状。

除湿功效

淡竹叶味甘、淡，性寒，能清热泻火、利尿通淋，常用于调理胸中 j 积热、咳逆上气、小便短赤。小便短赤是一个中医名词，指小便每次量少，颜色深黄，甚至带有红色，中医认为这是因为膀胱湿热。服用淡竹叶水，能起到清热泻火、利尿的作用。

这样吃，无湿一身轻

膀胱湿热蕴结、小便淋沥赤涩者，可将淡竹叶与车前子、白茅根等同用，渗湿泄热、利尿通淋的效果更佳。

这样吃，身体无负担

无实火、湿热者建议慎服，孕妇、体虚有寒者则禁服淡竹叶水。

竹叶冬瓜汤

材料 鲜淡竹叶 40 克，麦冬 20 克，冬瓜 400 克，鸡汤 250 毫升，料酒、葱、姜、盐、鸡精、胡椒粉各适量。

做法

① 鲜淡竹叶洗净，切碎；麦冬洗净；冬瓜洗净，削皮切块。

② 将鲜淡竹叶碎和麦冬放入砂锅，加水 500 毫升，置于大火烧沸约 25 分钟，滤去药渣，取药汁 200 毫升。

③ 将药汁、鸡汤、冬瓜块同入锅中，加料酒、葱、姜，加水适量，置于大火烧沸 15 分钟，加盐、鸡精、胡椒粉调味即可。

竹叶粥

材料 淡竹叶 10 克，粳米 50 克，冰糖适量。

做法

① 淡竹叶洗净，放入锅内，加适量水，煎煮取汁。

② 用药汁、粳米煮粥，待粥将熟时，加入冰糖即可。

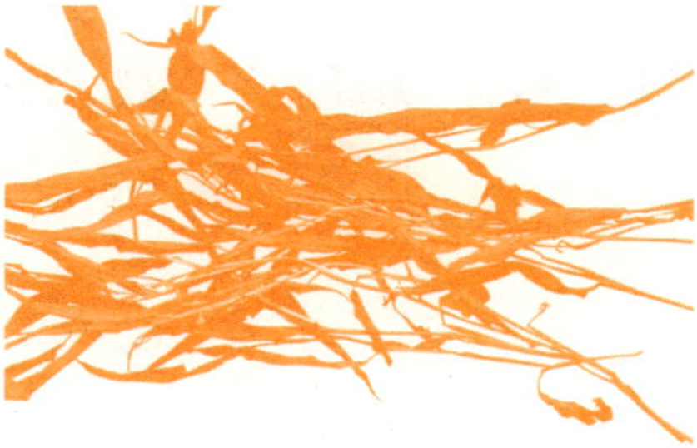

肉桂

肉桂又叫桂皮，在很多家庭做菜炖肉时会放一点儿进行调味。其实，肉桂不仅是调味料，还有温里散寒的功效，可以增加血流量，改善微循环，祛寒湿，适合冬季手脚不温的人群食用。

除湿功效

肉桂能温中补阳、散寒祛湿，适用于因肾阳虚衰、脾胃虚寒所致的寒湿，还可缓解小便不利、四肢水肿、便溏泄泻、心腹冷痛、女性虚寒痛经等。肉桂在现代临床中还会用于改善风湿性脊柱炎、类风湿性脊柱炎、腰肌劳损、不明原因的腰痛及颈椎病等。

这样吃，无湿一身轻

（1）肉桂与生姜搭配在一起使用，散寒祛湿、温经活络的作用更好。

（2）肉桂与附子同用，二者均味甘而大热，散寒止痛力强，善于调理脘腹冷痛及寒湿痹痛证；二者又能补火助阳，可调理脾肾阳虚。

这样吃，身体无负担

（1）每天的适宜用量为 1 ~ 4.5 克。

（2）肉桂性热，孕妇、阴虚火旺、咽痛、月经过多、盆腔炎及有其他热病的人群应忌食。

（3）肉桂不可与赤石脂同用。

肉桂烤苹果

材料· 苹果 3 个，肉桂粉 30 克。

做法· ① 苹果洗净，去蒂、核，切厚片，撒上肉桂粉，让每片苹果都沾到肉桂粉，再将苹果片均匀码放在烤盘中。

② 烤箱预热至 180℃，放入装有苹果片的烤盘，放在烤箱中层，180℃烤 20 ～ 30 分钟即可。

肉桂山药栗子粥

材料· 肉桂 10 克，干姜 10 克，白术 20 克，甘草 5 克，山药 30 克，茯苓 15 克，去壳栗子 50 克，糯米 50 克。

做法· ① 先将肉桂、干姜、白术、甘草洗净，放入砂锅中，加水泡透，煎煮 30 分钟倒出药汁，再加水煎 20 分钟后将药汁倒出，并将 2 次药汁合在一起。

② 山药、茯苓、去壳栗子、糯米洗净后，与上述药汁一同煮，粥熟后趁热服用即可。

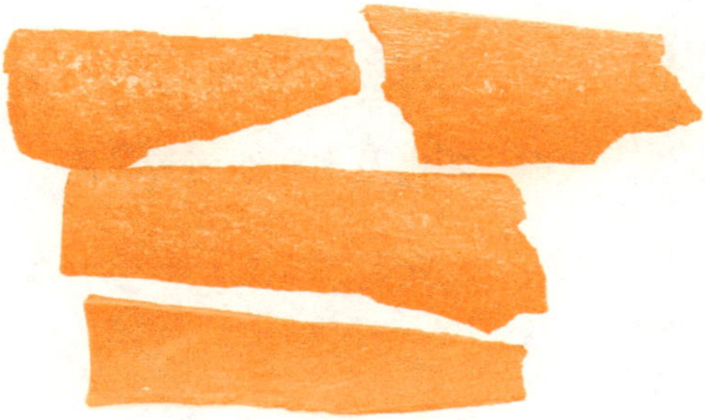

紫苏叶

紫苏叶又叫苏叶、赤苏、香苏叶，性温味辛，入肺、脾经，有发汗解表、散寒、行气和胃、理气宽中、解鱼蟹毒的功效，常用于风寒感冒、头痛、咳嗽、胸腹胀满、鱼蟹中毒。

除湿功效

夏季暑湿严重，紫苏叶气味清香，有发散的作用，用它泡水喝，既能解暑，又有助于祛湿气。夏季的感冒既有风寒又有湿邪，还容易影响胃口，有一个有名的古方——香苏饮，就是专治外感风寒、内有气滞所致的诸症。

紫苏叶还能解“鱼虾蟹毒”。鱼虾蟹多偏寒偏湿，一次性大量食用后寒食阻滞脾胃气血运行，有些人吃完后便腹痛难忍，此时用性温的紫苏叶，一方面温可散寒湿，另一方面能温散气血。所以古人便常用紫苏叶来解鱼虾蟹毒。

这样吃，无湿一身轻

紫苏叶用水煎服，祛寒湿的功效较好，每次宜用 5 ~ 9 克，不宜久煎。

这样吃，身体无负担

紫苏叶能泄真气，气虚、阴虚及虚寒泄泻者忌用。

生姜苏叶汤

材料 生姜 15 克，鲜紫苏叶 25 克，鸡蛋 2 个，食用油、盐各少许。

做法

① 生姜去皮，洗净，剁成姜末；紫苏叶洗净，切碎；鸡蛋用清水冲洗一下，磕入碗中，打散。

② 炒锅置火上，倒入食用油烧至六成热，淋入鸡蛋液炒熟，铲小块，加入姜末、切好的紫苏叶和没过鸡蛋的清水，中火烧开后转小火煮 15 分钟，加盐调味即可。

紫苏夏苓饮

材料 紫苏叶 9 克，半夏 6 克，茯苓 15 克，红糖 30 克。

做法

① 将紫苏叶、半夏、茯苓洗净。

② 将紫苏叶、半夏、茯苓放入砂锅，加清水 500 毫升，煎煮 25 分钟，滤去药渣，留取药汁，加入红糖即可。

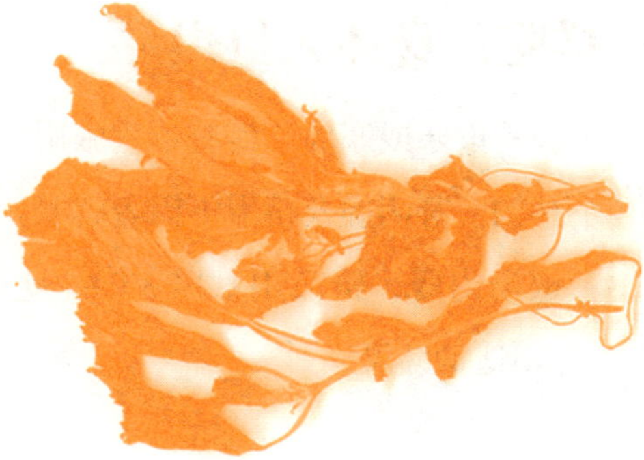

车前草

车前草又叫猪耳草、车轮草、猪肚菜、钱串草、田菠菜、牛甜菜等，其嫩幼苗及嫩叶可食用，种子可药用。车前草始载于《神农本草经》，味甘、性寒，具有一定的辅助去湿作用。

除湿功效

车前草能清热利尿、凉血、解毒、渗湿止泻，适用于水肿尿少、湿热淋浊、热淋涩痛、暑湿泻痢、湿热黄疸、小肠湿热、吐血出血、痈肿疮毒等。同时，车前草所含的车前苷有镇咳祛痰、调理痰热咳嗽的作用，能使呼吸道分泌明显增加，痰液稀释而容易排出。

这样吃，无湿一身轻

（1）调理肝胆湿热引起的目赤肿痛，适宜将车前草与菊花等配合使用。

（2）内伤湿阻所致的头重身困、胸闷脘痞、口黏口苦等，可将车前草与薏苡仁、藿香等同用。

这样吃，身体无负担

（1）脾胃虚寒或寒邪旺盛时不宜服用。

（2）孕妇、肾阴虚及精滑不固者禁服。

（3）煎汤内服，鲜品用量以 30 ~ 60 克为好，干品用量以 9 ~ 30 克为宜，外用适量即可。

车前草蛋花汤

材料：鲜品车前草 50 克，鸡蛋 2 个，枸杞子 10 粒，盐、食用油各适量。

做法：

① 将车前草洗净，在沸水中焯一下，捞出切碎；鸡蛋打入碗中搅匀。

② 锅内倒入少许食用油，烧热之后加500毫升清水，用大火烧开后，下车前草和枸杞子，等车前草颜色变深时，淋入鸡蛋液，关火静置约 1 分钟，加盐后再稍稍搅拌即可。

木瓜车前草猪腰汤

材料：猪腰 300 克，木瓜 200 克，车前草、茯苓各 10 克，食用油、盐、鸡精、米醋各适量。

做法：

① 将猪腰洗净、切片、焯水；车前草、茯苓洗净备用；木瓜洗净、去皮切块。

② 净锅上火倒入食用油，加入适量水，调入盐、鸡精、米醋，放入猪腰片、木瓜块、车前草、茯苓，以小火煲至熟即可。

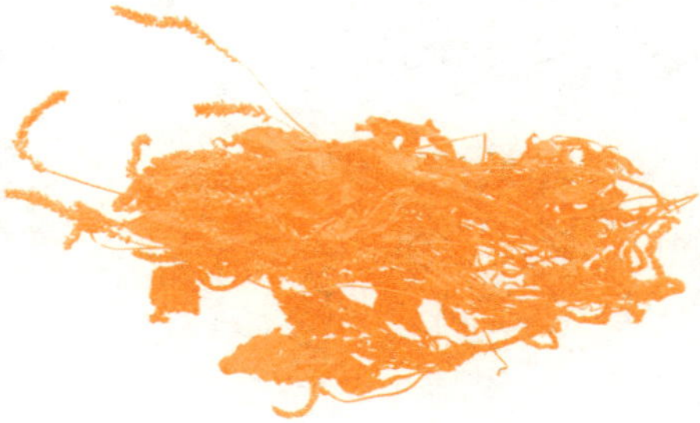

第五章

按揉穴位，除湿“自身求”

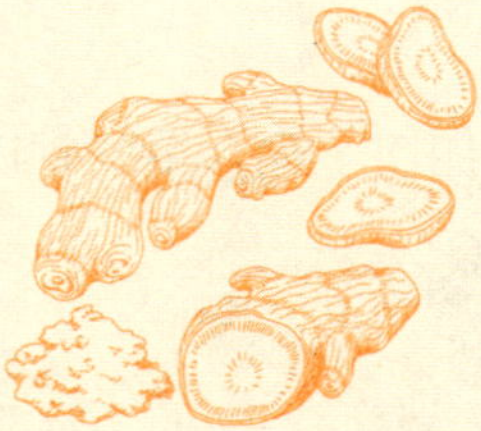

人体有上百个穴位，这些穴位是我们与生俱来的“大药房”，很多穴位都是为了帮助我们祛湿而准备的，如阴陵泉穴、丰隆穴、足三里穴、手三里穴、承山穴、曲池穴等，随手按揉一下，就能收到比较不错的祛湿效果。

阴陵泉穴

膝的内侧为阴，股骨内侧髁高突如陵，髁下凹陷似泉。此穴为足太阴之合穴，属水，比喻阴侧陵下的深泉，所以称“阴陵泉”，别名“阴之陵泉”“阴陵”。

祛湿功效

阴陵泉穴有“健脾利湿第一穴”之称，擅长清湿热。阴陵泉穴是脾经水湿之气聚积的地方，经常刺激此穴，能健脾益气，促进脾运化水湿，调理因脾经湿滞所引起的水肿、腹胀、腹泻、小便不利、黄疸等症。有尿不尽、小便不畅等问题人群可以通过按揉阴陵泉穴来解决。

取穴方法

取穴时，从膝关节内侧向下摸，至胫骨内侧髁下方，可以摸到一个凹陷，这个地方就是阴陵泉穴。

按摩方法

按摩时，每次可以按揉左右腿上的阴陵泉穴各 180 下，每天早晚各按摩 1 次，最好 2 条腿依次按摩，大概 2 周左右就能收到不错的疗效。

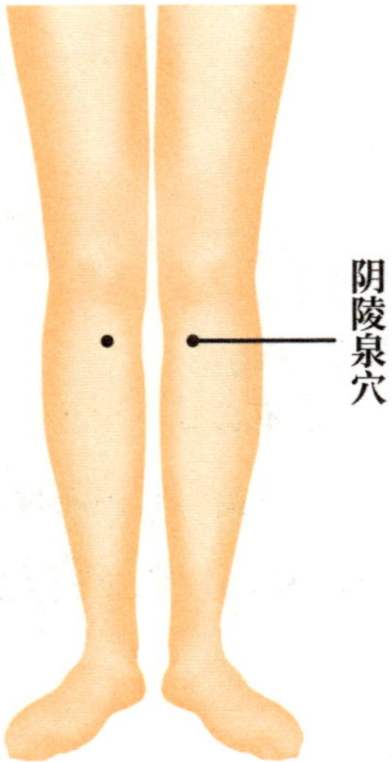

丰隆穴

丰隆穴为足阳明胃经的络穴。丰隆原是指古代神话中的雷神。丰隆穴，顾名思义，就是假借丰隆这个拟声词，把脾胃上的浊湿像打雷下雨一样排出去。

祛湿功效

丰隆穴归属于胃经，是胃经的络穴，又联络脾经。丰隆穴能调理脾和胃两大脏腑，有很好的除湿祛痰效果。丰隆穴擅长除寒湿、化痰。中医的痰有狭义和广义之分，狭义的痰一般指呼吸系统的分泌物；广义的痰是咳不出来的，痰随气行，无处不到，会使人体生病。

取穴方法

正坐，屈膝，垂足，外膝眼到外踝尖连线的中点处即为丰隆穴。左右腿各有一穴。

按摩方法

用双手的拇指指腹各按于同侧的丰隆穴，同时按揉20～30下。每天按摩2次，早晚各1次。按压力度以有酸胀感、能耐受为佳。

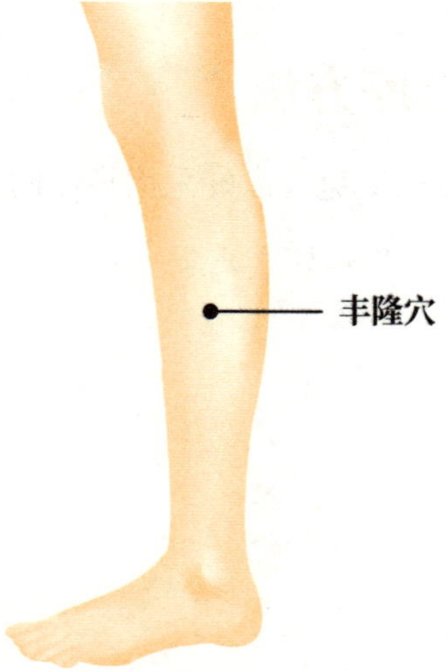

伏兔穴

伏，就是卧伏的意思。所谓兔，指的是人在跪着的时候，此穴处的大腿肌肉肥健如兔，仿佛兔子卧伏一般，故名伏兔。伏兔穴属足阳明胃经，能有效调理腰腿疼痛、下肢瘫痪、荨麻疹，还能舒筋活血，促进全身的血液循环。

祛湿功效

伏兔穴有祛风除湿、散寒止痛的作用，可以调理风湿性关节炎、下肢痹痛、脚气。腰胯痛可以用伏兔穴来调理。按照中医的说法，一部分的腰胯痛是因为感受风寒湿邪，经络痹阻，导致气血运行不畅造成的。

取穴方法

被取穴者取坐姿或跪着的姿势，取穴者把手掌根部处的手腕横纹放在膝盖骨最高处，然后整个手掌放平，中指尖所在的位置就是伏兔穴。左右腿各有一穴。

按摩方法

按揉伏兔穴最好采用指压的方式，每次按压左右腿上的此穴各 3 分钟，每天可按揉 1 ~ 2 次。

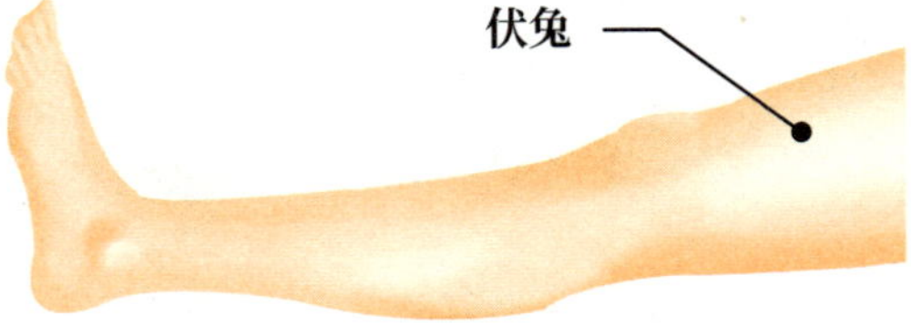

屋翳穴

屋翳穴，最早载于《针灸甲乙经》，属足阳明胃经。此穴在胸部，穴内藏肺脏，好像肺之覆蔽，故名屋翳。此穴是皮肤病的反应点，又是调理皮肤病的有效穴位。

祛湿功效

刺激屋翳穴，既能通过清利胃肠湿热来解毒止痛，又能通过宣发肺气使卫气充盛皮肤来温养皮肤，调节汗孔的开合，使瘀滞在皮肤内的湿热火毒透解出来，从而改善皮肤的功能，起止痒止痛的作用，还可用于调理因湿热引起的湿疹、荨麻疹等皮肤病引起的痒痛。

取穴方法

仰卧或正坐，从锁骨往下数，摸到第 2 肋与第 3 肋之间，正中线旁开 4 寸（三指并拢的宽度为 2 寸）处即是此穴。胸椎左右两侧各有一穴。

按摩方法

取坐位或仰卧位，用两手的中指指腹分别按于两侧的屋翳穴，沿顺时针方向做环状按揉，每次按揉 3 ~ 5 分钟。力度宜适中，以穴位处有酸胀感为佳。

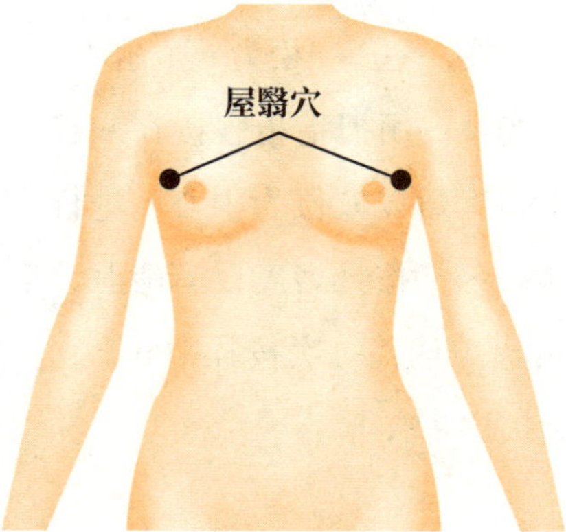

漏谷穴

漏谷穴归属于足太阴脾经。漏谷穴：漏，渗漏也；谷，指凹陷处。功能为渗湿利尿，且穴性为谷，故名“漏谷”。漏谷穴有温中散寒、健脾利湿的作用，有助于调理小便不利、下肢痿痹等。

祛湿功效

漏谷穴能健脾和胃、利水除湿，令脾胃运化秩序井然，从而消积化食，适用于调理消化不良、腹胀、肠鸣、急慢性肠胃炎等病症。

取穴方法

先取三阴交穴（内踝尖上3寸），再向上量取3寸（两指并拢的宽度为1.5寸），小腿胫骨内侧的下陷处即是漏谷穴。左右腿各有一穴。

按摩方法

点按：用拇指指腹按在漏谷穴上，以穴位局部有酸胀感为宜，逐渐用力深按，一压一松为一个循环，点按5 ~ 10分钟。

按揉：用拇指指腹按在漏谷穴上，然后以穴位为中心，进行旋转按揉，按揉力度以有酸胀、发热感为佳，每次按揉100下，每天按揉2次。

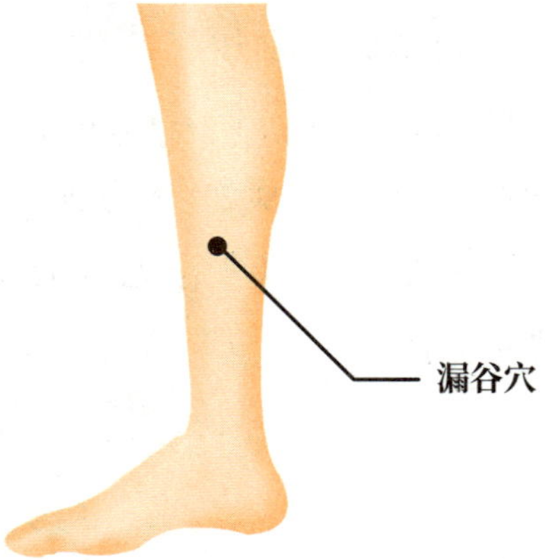

足临泣穴

足临泣穴是八脉交会穴之一，通于带脉。足临泣穴：足，指穴在足部；临，居高临下之意；泣，泪也。该穴名意指胆经的水湿风气在此化雨冷降。足临泣为胆经输穴，能祛风除湿、舒筋活络、调和气血、祛瘀止痛。

祛湿功效

足临泣穴归于足少阳胆经，具有疏肝利胆、理气活血、通络止痛、消痈肿之功，适用于胁肋痛、瘰疬、中风偏瘫、头痛、目眩、目外眦痛等。

取穴方法

取坐位或仰卧位，小脚趾向上翘起，在第 4 与第 5 跖骨之间可见一凸起肌腱（即小趾伸肌腱），在该肌腱的外侧缘凹陷处，用力按压有明显酸胀感即为此穴。左右脚上各有一穴。

按摩方法

坐位屈膝，腰部前倾，用拇指指腹点揉足临泣穴，点揉时的力度要均匀、柔和。每天早晚各 1 次，每次 2 ~ 3 分钟，两侧的足临泣穴同时或交替点揉。

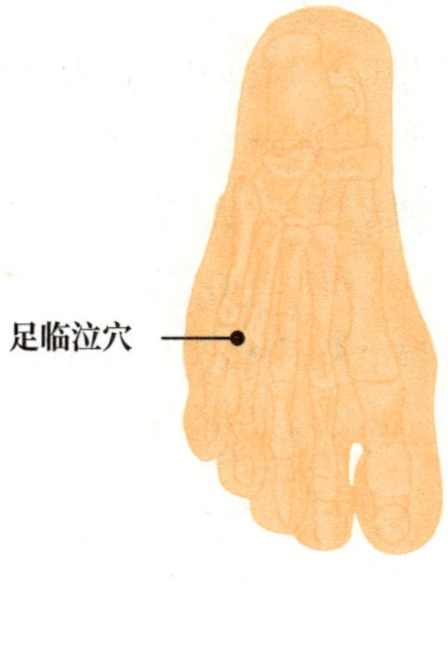

足三里穴

足三里穴属足阳明胃经。经常按摩此穴，能调理脾胃、补中益气等，腹部胀满、食欲缺乏、呕吐、胃下垂等多种脾胃问题都可以用足三里穴来调理。

祛湿功效

作为健脾胃的第一要穴，足三里穴对所有消化系统疾病均有效果，亦是驱赶内湿的好穴位。按摩足三里穴可增强抗病能力、调理脾胃、疏风化湿、扶正祛邪，经常点揉、刺激足三里穴有调理脾胃、运化水湿的作用。

取穴方法

取屈膝 90° 的坐姿，膝关节髌骨下两边有 2 个坑，在内侧的称为内膝眼穴，在外侧的称为外膝眼穴，从外膝眼开始，往下 3 寸（4 横指的宽度），在胫骨的边上，距离外侧边缘约一个中指的宽度，就是足三里穴。

按摩方法

每天用大拇指或中指的指腹按揉足三里穴 1 次，每次按揉 5 ~ 10 分钟，用力按揉至有酸胀、发热的感觉。

还可以用敲打的方法刺激此穴，可以直接手握空拳敲打，也可以借助一些工具对准穴位敲打，如用梳子把或小按摩锤等。

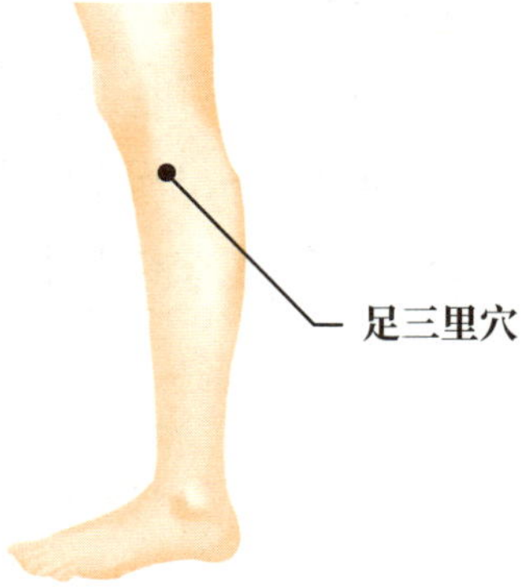

合谷穴

合谷穴属手阳明大肠经，是调理头、面部疾患的要穴。像头痛、牙痛、咽喉痛、流鼻血、脖子痛、面瘫等病症，都可以通过按摩合谷穴得到缓解和调理。经常按摩合谷穴有助于清除身体中的热邪，让湿热无处藏身。

祛湿功效

按摩合谷穴能清热化湿、除湿解表，可抵御湿热，对因湿热引起的头晕头痛、上火牙痛、阴虚发热、口干口渴、流鼻血、咽喉痛等症状有较好的疗效。

按摩合谷穴还能提升人体正气，提高抗病能力，可防止湿邪、热邪、风邪等病邪入侵人体，能起到预防上火和感冒的作用。

取穴方法

合谷穴俗称“虎口”，位于拇指和食指间肌肉丰厚处。取穴时，可将一手的拇指横纹放在另一手的虎口沿上，屈拇指时指端处即为合谷穴。左右手上各有一穴。

按摩方法

两手交替按摩，用拇指屈曲垂直按在合谷穴上，做一紧一松的按压，每分钟做30次左右，按压的力度以穴位处出现酸、麻、胀的感觉为好。

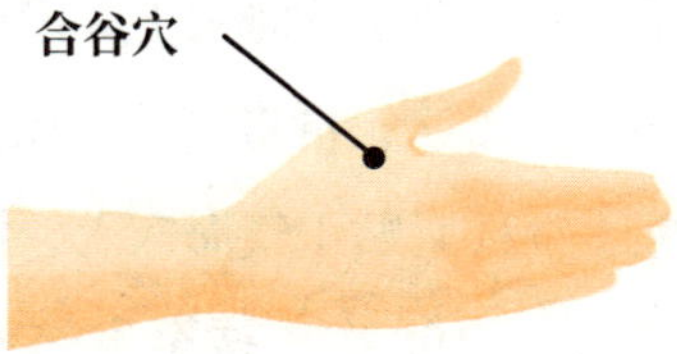

气海穴

气海穴，顾名思义，就是人体元气的海洋，具有较好的补益元气的作用。中医认为，补气首选气海，补气又有助于清热利湿。

祛湿功效

人体如果气虚，就会导致水湿不化滞留在身体之中，一旦外邪入侵，内外之邪就会同时侵害身体，化热变为湿热。而湿热长时间蕴结在体内又会阻碍气机的运行，导致气虚。由此不难看出，湿热和气虚有着很大的关系，不及时将湿热祛除，时间长了就会形成恶性循环。常揉一揉气海穴，补气的同时还能除湿热。

取穴方法

气海在肚脐正下方 1.5 寸。可以取仰卧或正坐位，把除拇指外的其余四指并拢，从肚脐处向下量，四指并拢的宽度为 3 寸，两指并拢的宽度就是 1.5 寸了。

按摩方法

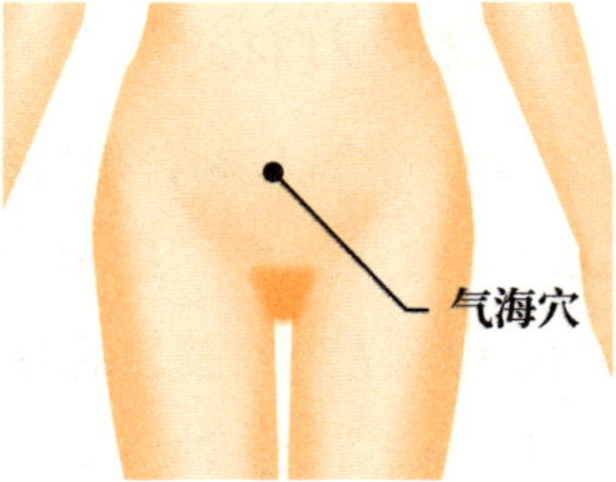

按摩者先将左手掌放在右手掌上，右手掌根紧贴于气海穴上，沿顺时针走向揉 50 ~ 100 次；再将右手掌放在左手掌上，左手掌根紧贴于气海穴上，沿逆时针走向揉 50 ~ 100 次，揉至发热效果最佳。按揉的力量不宜过大，以感到酸麻胀为宜。

手三里穴

手三里穴是人体手阳明大肠经上的重要穴位，经常刺激此穴，能起到调理肠胃、清热除湿的作用。此穴还能辅助调理牙痛、口腔溃疡、消化不良、胃溃疡、肠炎、乳腺炎、感冒、颈椎病等。

祛湿功效

中医认为，牙痛、口腔溃疡等口腔疾患多是由于肠胃内的湿热循经，尤其是循大肠经上行至头面口腔所致，要想将湿热清除掉，可以多揉揉手三里穴。按摩此穴有通经活络、清热明目、调理肠胃、排除湿热之效，适合湿热体质者日常保健。

取穴方法

手三里穴位于前臂上，手肘弯曲处再向前 3 指宽处，阳溪穴与曲池穴的连线上，左右臂上各有一穴。

按摩方法

可以用自己的手指指腹，用适当的力度打圈按揉另一手臂上的手三里穴，持续按揉 1 分钟后换手按摩另一手臂上的手三里穴，每天早晚分别按摩 1 次，力度以产生酸胀、微痛感为宜。

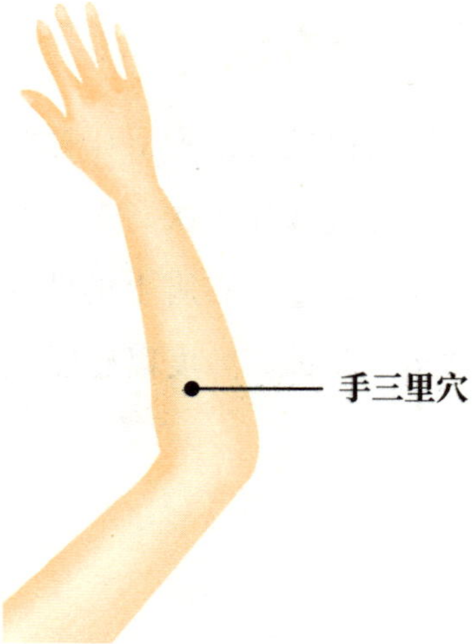

内庭穴

内庭穴是足阳明胃经上的荥穴，为三大去火穴之一，按摩内庭穴不但能降火气，还可调理因湿热导致的各类病症，比如口臭、便秘、咽喉肿痛等。

祛湿功效

内庭穴最显著的一个功效就是清胃热，凡是因胃热引起的头疼、面部痤疮、咽喉痛、鼻出血、口臭、胃酸、便秘都可以按揉内庭穴。

对因湿热而肥胖的人来说，按揉内庭穴能够辅助减肥，肥胖很多是由于食欲大、胃热盛导致的，而内庭穴能帮助湿热肥胖者泻胃热，只有清掉胃热，食欲减少，才能有效减肥。

取穴方法

正坐，在足背面第 2、第 3 趾的趾蹼正中略往后一些（约半横指）的凹陷处，按压有酸胀感，左右脚上各有一穴。

按摩方法

用大拇指的指尖下压揉按此穴，早晚各按摩 1 次，先按左脚上的此穴，后按右脚上的此穴，各揉按 3 分钟。力度以感觉酸胀为宜。

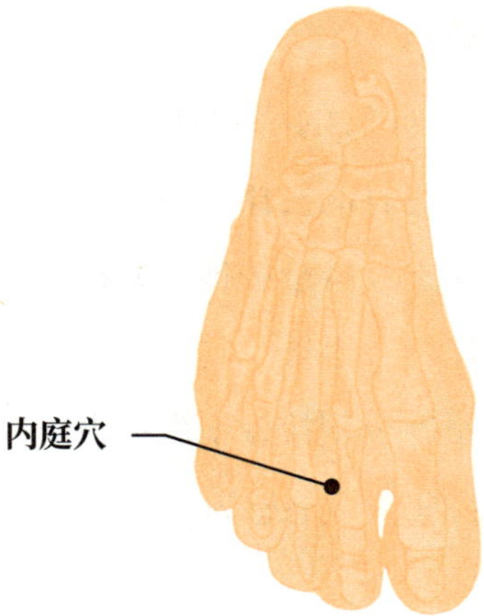

曲泉穴

曲泉穴为足厥阴肝经的合穴，曲泉穴屈膝可得，且经气在此如泉水般涌出，故名曲泉。“曲”代表肝，“泉”意为水。中医认为，肝藏血，主筋；肾为水脏，主骨，因此，刺激曲泉穴能滋补肝肾、强筋健骨、通利血脉以利关节。

祛湿功效

曲泉穴被誉为人体的“二妙丸”，清肝火、祛湿热的功效非常好。有肋疼或胀痛、眼睛黄、尿黄、身体黄、发热、口苦、恶心、呕吐、腹胀、便秘、舌尖红、舌苔黄等肝胆湿热症状者最适合按摩曲泉穴来调理。

另外，在用曲泉穴调理各种湿症的时候，如湿热、寒湿、风湿等，都可选用此穴。

取穴方法

弯曲膝盖，当膝内侧横纹头上方，摸到一骨性突出（股骨内侧髁），该骨性突出后缘凹陷中，即是曲泉穴的位置，左右腿上各有一穴。

按摩方法

取屈膝位，以同侧拇指的指腹按压此穴并作圈状按揉，力度以微觉酸痛感为度，每次5分钟，每日可按揉多次。

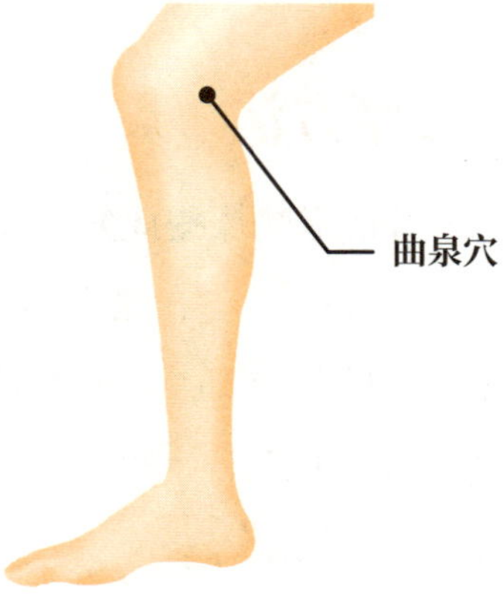

承山穴

承山，顾名思义，就是能承受一座山，按压承山穴有缓解压力的作用。承山穴还能用来调理小腿肚抽筋、脚部劳累、膝盖劳累、腰背痛、腰腿痛、痔疮、便秘等病症。

祛湿功效

承山穴在足太阳膀胱经上，膀胱经主人体一身之阳气。承山穴又是人体阳气最盛的经脉的枢纽，所以，它能通过振奋太阳膀胱经的阳气，排出人体湿气。体内有湿的人轻按此穴，会有明显的酸胀痛感，但按揉一会儿后，就会感觉身上微微发热，这是膀胱经上的阳气在起作用了，身上的湿气，正随着微微升高的体温向外散发。

取穴方法

取坐姿，踮起脚尖，小腿绷紧，此时小腿后侧的肌肉会分成“人”字形，承山穴就在“人”字中间腿肚凹陷的地方。

左右小腿上各有一穴。

按摩方法

用拇指指腹揉按此穴，并做环状运动，每次各按揉左右腿上的此穴 1 ~ 3 分钟，早晚各按 1 次。按摩时的力量应缓慢增加，不能一开始就用很大的力，不然容易造成损伤

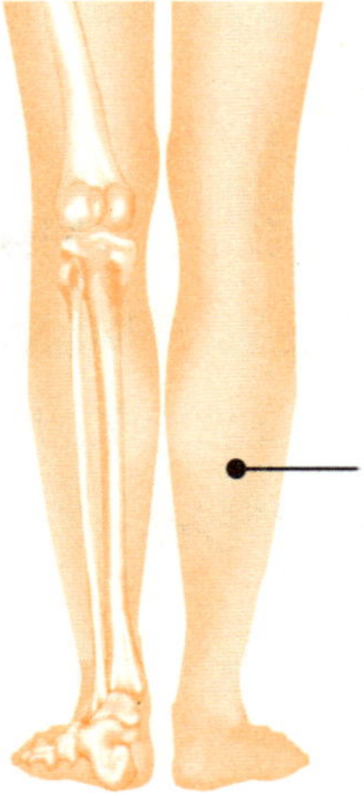

曲池穴

曲池穴是手阳明大肠经的合穴，阳明经为多气多血之脉，此穴对人全身的气血有着较好的调节作用。按摩曲池穴能宣通肺气，疏泄蕴于肌肤之邪，清泄阳明积热，具有凉血祛风、清热解毒、止痒止痛等作用。

祛湿功效

大肠经中的湿气通常会瘀积在曲池穴这里，经常按摩此穴，有助疏经通络、祛除肠道里的湿气。另外，按摩此穴还能清热解表、调和气血、散风祛湿，对缓解湿疹也有一定的辅助功效。湿气较盛的梅雨时节和长夏，每天按摩一下曲池穴，可以起到疏风解表、清热利湿的作用。

取穴方法

屈肘成直角时，肘横纹末端即为曲池穴。左右臂各有一穴。

按摩方法

按摩时用拇指垂直用力下压此穴，同时旋转前臂，让刺激充分达到肌肉组织的深处，以出现酸、麻、胀、痛、热等感觉为佳，然后轻揉放松。两臂交替按摩，每次按压 5 分钟，每天 1 ~ 2 次。

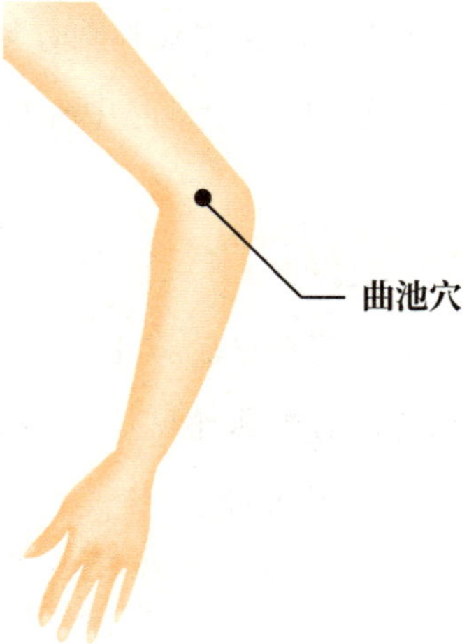

中脘穴

中脘穴为胃的募穴，八会穴之腑会，具有健脾和胃、补中益气之功。《循经考穴编》中有一句话说中脘："一切脾胃之疾，无所不疗。"经常刺激中脘穴，能和胃降逆、止痛，调治胃痛、呕吐、呃逆、泛酸、食欲缺乏、腹胀、腹泻、腹痛、便秘、黄疸等胃腑病。

祛湿功效

中脘穴为胃的募穴，中医认为，脾胃互为表里，二者共同协作可以化体内水湿，所以在中脘穴拔罐可以健脾祛湿、和胃理气。按揉中脘穴对于缓解伏天暑湿造成的食欲不振、腹胀、腹泻、腹痛、便秘等症也有很好的效果。

脾胃有湿热的人，可以经常刺激中脘穴，以起到和中除湿热的作用。中脘穴还能促进脾胃的运化，也适用于痰湿困脾的人群。

取穴方法

找中脘穴时，先找到胸骨剑突的位置，在此处肋骨开始分叉，从剑突到肚脐连线的中点即是中脘穴。

按摩方法

将手掌按在中脘穴上，逐渐向下施力，有酸胀感时，左右旋转按揉 5 ~ 10 分钟。

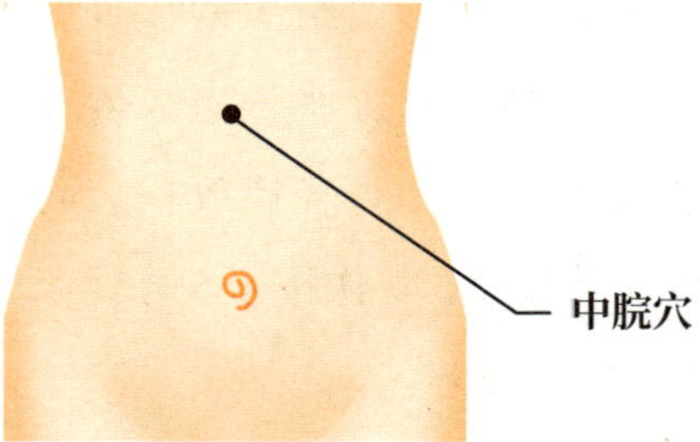

脾俞穴

脾俞穴属足太阳膀胱经。经常刺激脾俞穴，可起到健脾和胃、利湿升清的作用。对脾胃虚弱、消化不良、十二指肠溃疡、腹胀、黄疸、呕吐、腹泻等脾胃不适的症状均有不错的疗效。

祛湿功效

脾俞穴是人体外散脾脏湿热之气的一个重要穴位，它能将脾脏的湿热之气输送至膀胱经中，并通过膀胱的作用排出体外。因此，可以常按揉它来强健脾胃，从源头除湿热。

长夏湿气重，而脾喜燥恶湿，湿气困脾可导致水肿。此时常按按脾俞穴，可以提升脾脏的功能，促进身体多余的水分化为汗液和尿液排泄到体外，消散湿浊，水肿自除。

取穴方法

脾俞穴在第 11 胸椎棘突下，旁开 1.5 寸。肚脐对应的是第 2 腰椎，向上再摸 3 个椎体，旁开两指就是脾俞穴，腰椎两侧各有一穴。

按摩方法

用双手的拇指指尖或指腹，以被按摩者能承受的力度，按压脾俞穴 3 ~ 5 秒钟，停 2 ~ 3 秒钟之后，再继续按压，重复此动作 3 ~ 5 次。

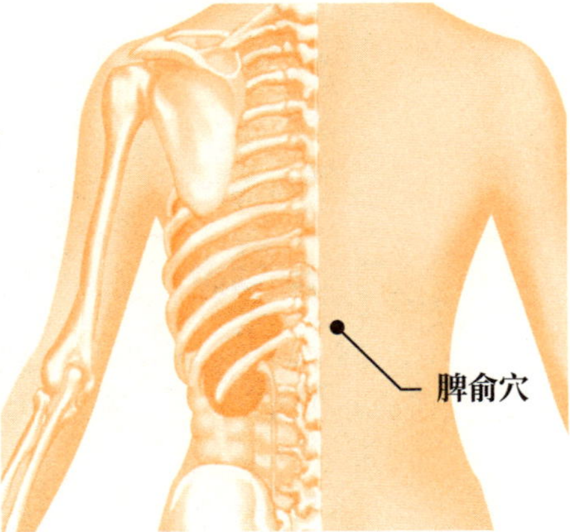

第六章

湿气一除，百病皆无

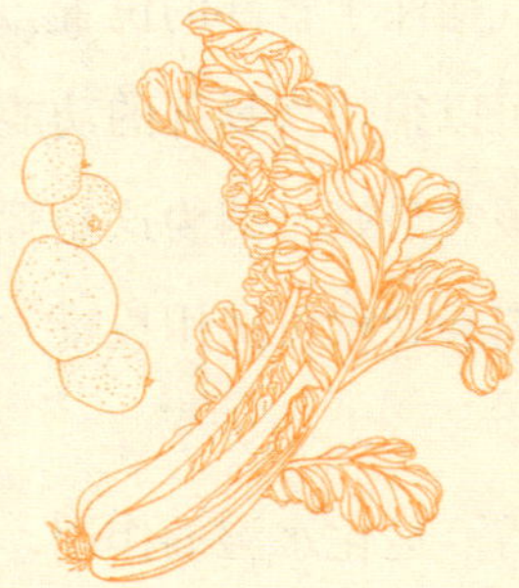

许多疾病虽然算不上大病，却总是一次又一次地发作。这通常是由于体内湿邪与其他邪气相互勾结，以致疾病纠缠不清。祛湿是预防和调理多种疾病的关键，阻断湿病的源头，使湿邪无处藏身，病便不会再找来。

湿疹

中医认为，诱发湿疹的主要原因是湿热内蕴。正常情况下，人体内的湿热是通过脾的运化功能排出体外，但如果脾胃功能虚弱，运化和排泄湿热的能力就会变差，时间久了，不易排出的湿邪就可能会诱发湿疹。临床上，近九成患有湿疹的人脾虚，多为脾胃不和且不容易痊愈的，多数情况下还会演变为慢性湿疹。

中医调理湿疹主要从“健脾”和“祛湿”两个方面入手，这样能去除滋生湿疹的温床，效果自然就会比较理想。

补脾虚，脾俞、足三里最好

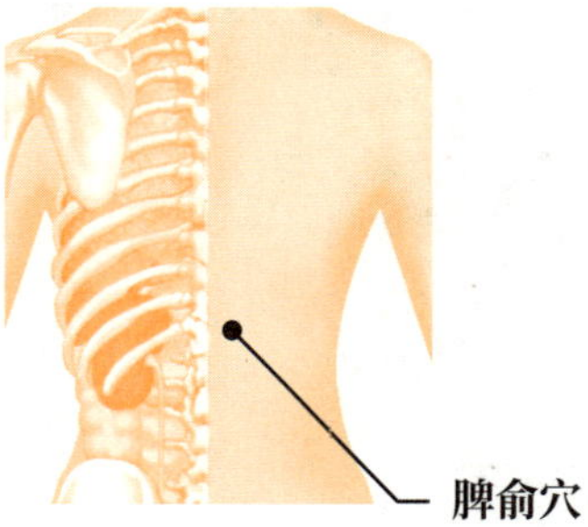

脾俞穴是脾脏的精气输注于背部的位置，和脾直接相连，刺激脾俞可以很快恢复脾的功能。每天晚上 8 点左右刺激该穴最好，因为这是脾经精气最旺盛的时候，早春和晚秋可选用拔罐，夏末和冬季可选用艾灸。

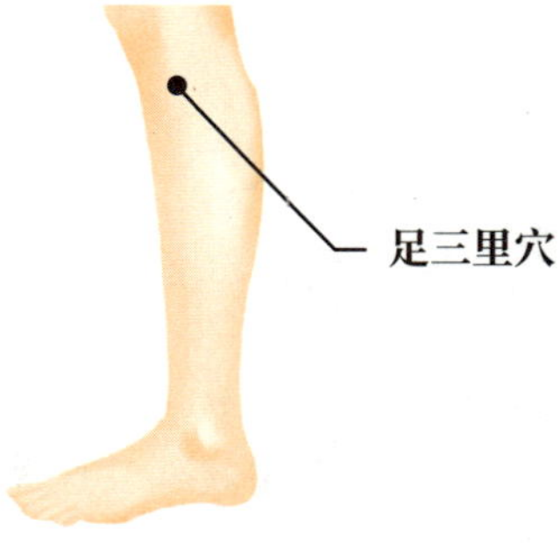

足三里穴有调理脾胃、运化水湿的作用，是驱赶内湿的好穴位。每天饭前饭后各半小时的时候按揉两侧足三里穴，每次至少揉 3 分钟，可以左右交替着刺激，力量要以有酸胀感为度。

忌烫、抓、洗、馋

湿疹最忌：烫、抓、洗、馋。湿疹很怕刺激，即使非常痒，也不要搔抓或用热水烫洗，不然会加重病情，可以用冷水敷一下或用手轻拍患处以缓解瘙痒感。身边宜备些止痒药膏，痒了就涂一些。此外，湿疹有渗液的部位尽量少洗，宜保持患处干燥，还应避免或少接触化学洗涤用品。患湿疹者还要管住嘴，尽量不吃辛辣刺激性食物，对会引发或加重湿疹的食物千万不要贪嘴。此外，还应按时作息，不熬夜，休息好了，心情放松了，也有助于湿疹的康复。

冬瓜赤小豆鲫鱼汤

材料：赤小豆 50 克，冬瓜 200 克，鲫鱼 1 条，姜片、料酒、盐、食用油各适量。

做法：

① 赤小豆洗净，浸泡 3 小时；冬瓜洗净，去皮及瓤，切片；鲫鱼处理干净，洗净，沥水。

② 锅中放少量食用油，待油热后开小火，将鲫鱼放进锅中微煎，至两面微黄即可。

③ 将煎好的鲫鱼和赤小豆、冬瓜片、姜片一起放入砂锅，放适量清水、料酒，大火煮沸后改小火慢炖 2 小时，加入盐调味即可。

薏苡仁赤小豆汁

材料：薏苡仁 15 克，赤小豆 15 克，纯牛奶 400 毫升。

做法：

① 薏苡仁淘洗干净，煮熟；赤小豆淘洗干净，用清水浸泡 3 ～ 4 小时，煮熟。

② 将煮熟的薏苡仁和赤小豆一同放入榨汁机中，加入牛奶，搅打成细滑状即可。

自汗、盗汗

中医认为异常出汗有两种：自汗和盗汗。有些人白天时就是在阴凉的地方坐着也大汗淋漓，这种情况就是“自汗”，还有些人入睡了仍然流汗不止，一觉醒来枕头和衣服都汗湿了，醒后出汗就会停止，这种情况就是“盗汗”。

自汗多气虚，我们常说的“出虚汗”就是自汗的一种表现。中医认为，自汗主要是由气虚所导致的，宜补气固卫。自汗的人一般都伴有不耐风寒、容易感冒、面色惨白、气短气促、倦怠懒言等症状。

另外，中医多从阴虚火旺来解释盗汗，夜晚属阴，阴虚内热，迫汗外出。盗汗主要是由阴虚引起的，需要调和气血、益气养阴。

按揉合谷、复溜穴止自汗

按揉合谷穴能补虚敛汗、调理自汗。现代研究也表明，按揉合谷穴有收缩汗腺的效果。按揉时可用食指、拇指夹住合谷穴捏揉，捏揉时缓缓呼气，吸气时手不要动。两手上的此穴各按揉 2 ~ 3 分钟。

揉按复溜穴能使水分代谢正常，可有效调理因气血亏虚引起的自汗。

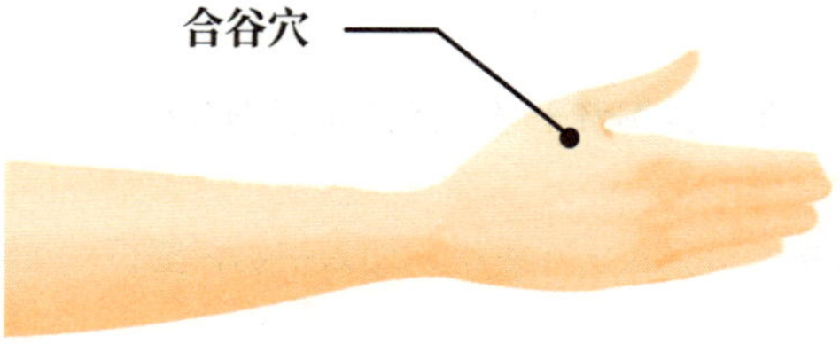

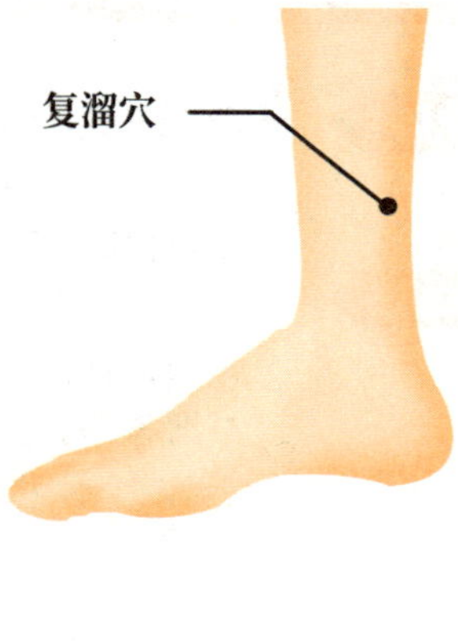

按揉时，用拇指指腹由上往下推按两腿上的复溜穴各 2 ~ 3 分钟。

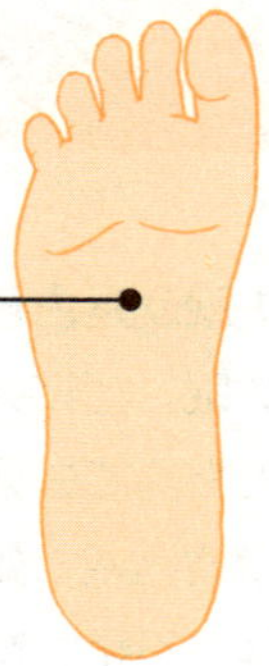

肉桂、山茱萸贴敷止盗汗

肉桂、山茱萸研成末，各取等量，用医用胶布将药粉贴在涌泉穴上，每天贴 1 次，每次贴 12 小时。除孕妇禁用外，此方法适合各年龄段的盗汗者。

红烧猪肉鲫鱼

材料：新鲜鲫鱼 1 条（约 250 克），四季豆、山药各 20 克，猪五花肉 200 克，葱、姜、料酒、白糖，酱油、盐、食用油各适量。

做法：

① 将鲫鱼宰杀，去鳃、内脏，洗净备用；四季豆去筋，洗净，剁碎；山药去皮，洗净，剁碎；猪肉洗净，与葱、姜一起剁碎；将四季豆末、山药末、猪肉末混合后拌匀，纳入鱼腹内。

② 锅内放油，放入白糖用小火烧至溶化，再放入鲫鱼两面稍煎，加适量酱油、料酒、盐烧片刻后加适量沸水，继续烧至材料熟即可。

银耳红枣山药糊

材料：鲜银耳 15 克，红枣、新鲜山药各 20 克，白糖适量。

做法：

① 银耳用温水泡发，洗净，撕成小朵；红枣洗净，用清水浸泡 1 小时；山药去皮，洗净，切丁。

② 将银耳、红枣、山药丁放入锅中，加适量水，大火煮沸后，转小火煮成糊状，加适量白糖调味即。

失眠

失眠就是由各种原因引起的入睡困难、睡不深、早醒等。失眠可分为：一过性失眠，短期失眠，慢性失眠和顽固性失眠。

脏腑功能失调、阴阳不和，则夜寐不安。《内经》有“胃不和则卧不安”的认识，强调饮食因素，如脾胃失和、痰湿、食滞等，都会对睡眠产生不良的影响。

脾胃不化，饮食停滞，胃失和降，脘腹痞闷，嗳腐吞酸，胃不和则卧不安，所以失眠多与饮食有关。此时需要消食导滞、佐以安神。

脾气不足，运化失常，湿邪留滞，困遏中阳，脾胃升降失调，心神被蒙，所以失眠多梦。宜健脾化湿、和胃安神。

痰热内盛，蒙蔽心窍，神魂不安，则失眠时作，噩梦纷纭，易惊易醒。宜清湿热、化痰、和中安神。

点揉神门穴：健脾化湿、和胃安神

经常按摩神门穴，能健脾化湿、和胃安神，适用于调理脾胃不足、湿阻中焦型的失眠，有助于改善失眠多梦、头身困重、脘腹胀满、不思饮食、口淡乏味、大便溏泻、舌胖、苔白腻等症状。可在每天临睡前用拇指指腹，点揉另一手的神门穴，以感觉酸胀为宜，左右手各点揉30次。

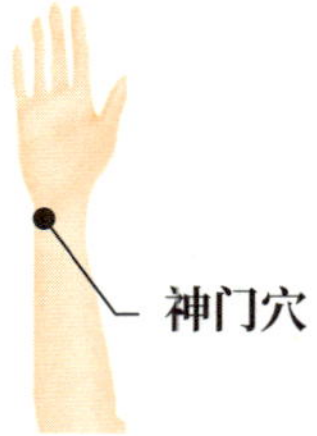

按揉阴陵泉穴：清湿热、化痰、安神

经常按摩阴陵泉穴，能清湿热、化痰、和中安神，适用于痰热内盛扰心型的失眠，有助于改善噩梦纷纭、易惊易醒、头目昏沉、脘腹痞闷、口苦心烦、食少痰多、舌质红、舌苔黄腻等症状。拇指指端放于阴陵泉穴处，先顺时针方向按揉2分钟，再点按半分钟，以酸胀为度。

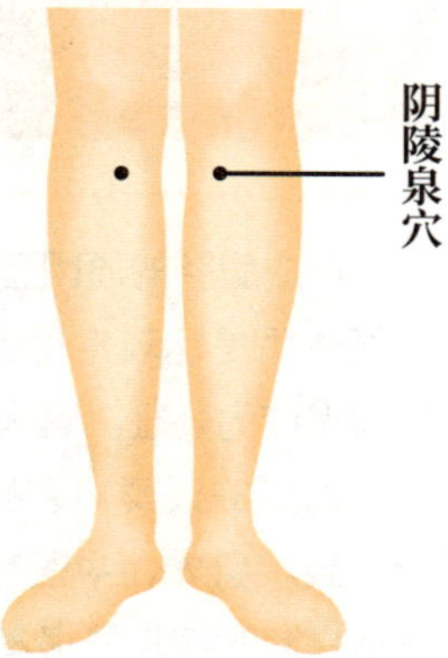

酸枣薏苡仁汤

材料 炒酸枣仁10克，薏苡仁50克，甘草5克。

做法

① 薏苡仁淘洗干净，用少许清水浸泡5～6小时；甘草用少许清水浸泡15分钟；酸枣仁研碎。

② 将以上处理好的食材一同放入炖锅中，加清水约600毫升，大火烧开后，转小火熬煮至薏苡仁开花熟透即可。

芡实茯苓粥

材料 粳米100克，芡实粉、茯苓粉各50克，桂圆肉20克，盐、温水、冷水各适量。

做法

① 将芡实粉、茯苓粉一同放碗内，用温水调成糊；粳米淘洗干净，用冷水浸泡半小时，捞起，沥干水分。

② 锅中加入约1200毫升冷水，将粳米、桂圆肉放入，用大火烧沸，缓缓倒入芡实茯苓糊，搅拌均匀，改用小火熬煮。

③ 见米烂粥成时，下入盐调好味，稍焖片刻即可。

肥胖

形成肥胖的原因有很多，痰湿就是其中之一，中医有“胖人多痰湿”的说法。痰湿体质是比较常见的一种体质类型，以体型肥胖，尤其是腹部肥满松软、肉软塌塌的为特征。这大多是因为长期过量进食膏粱厚味（肥肉和细粮，泛指口味重、油腻的饭菜）之品，以致脾胃损伤，不能运化水谷精微及水湿，使湿聚生痰所致。另外，中医有“脾为生痰之源”“湿聚成痰”的说法，因此健脾利湿化痰是减肥瘦身的根本。

调好脾胃最关键

把脾胃功能调理好，体内的水湿、痰浊祛除，肥胖自然就消除了。调好脾胃首先饮食应有规律，三餐要定时、定量，不暴饮暴食，荤素搭配，少吃生冷食物。其次，要注意保暖，避免受凉。最后，要多参加运动，适当的运动能增强脾胃功能，促进食物的消化吸收。

多晒太阳散湿气、祛痰浊

阳气能帮助人体消散湿气、祛除痰浊，当体内阳气不足时，我们可以借助太阳的光芒来散湿气、振奋体内的阳气，这样更有助于减肥。可以多晒晒头部、后背、腿脚、手心，对补阳气、散湿气、祛痰的效果更好。晒太阳的时间以上午 10 点和下午 4 点为最好，因为这两个时间段阳光中紫外线不太强，不仅有助于促进新陈代谢，还能避免对皮肤的伤害。每次晒太阳以半小时至 1 小时为宜，每天上下午可各晒 1 次。但要注意，应尽量避免在强烈日光下进行暴晒，防止皮肤晒伤等。

按摩天枢穴减小腹赘肉

腹部属于阴中之阴，是湿气较重的部位，天枢穴在腹部的中心区域，按摩天枢穴能将胃气输送到肠道，促进肠道排出湿气，肠道的水湿气减少了，体重自然就会减轻。同时按摩此穴还能调理腹部的气血，有助于减除小腹赘肉。

天枢穴位于肚脐旁开 3 个手指的位置。最好在每天吃过晚饭后半小时至 1 小时内进行按摩，两侧穴位各按揉 5 分钟；或者每天至少轻轻拍打 2 次，每次 5 分钟，轻拍至小腹发热为止。

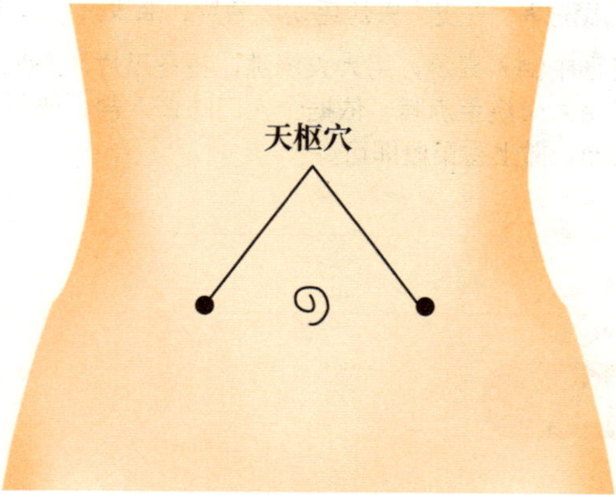

荷叶山陈茶

材料· 荷叶 20 克，干山楂、陈皮各 10 克。

做法·
① 将荷叶撕碎。
② 荷叶与干山楂、陈皮一起放入大茶杯或茶壶中。
③ 冲入适量沸水，加盖焖 3 ～ 5 分钟后即可。

海米冬瓜汤

材料· 冬瓜 300 克，海米 50 克，高汤、香菜段、盐各适量。

做法·
① 冬瓜洗净，去皮、去瓤后切成薄片；海米洗净，泡发。
② 在锅中倒入高汤，用大火烧沸，将冬瓜片、海米放入汤中，继续用大火烧至沸腾，依据个人口味调入盐，改用小火慢慢煲至汤熟，撒上香菜段即可。

芹菜葡萄柚汁

材料· 芹菜 150 克，葡萄柚 100 克。

做法·
① 芹菜去根，洗净，留叶切小段；葡萄柚洗净，去皮，切小块。
② 将切好的芹菜和葡萄柚一同放入榨汁机中，加入凉开水 150 毫升，搅打成细滑状即可。

慢性腹泻

慢性腹泻，中医称为“慢性泄泻”“便溏”，若非炎症，则主要是因为脾虚湿盛导致的。脾胃是运化水谷精微的器官，如果脾胃运化功能减退就会导致水湿运化不走而停留于胃肠道，肠道湿气重就容易出现大便不成形、腹泻等症状。调理慢性腹泻，以温运健脾为主。

睡前摩腹，健脾养胃

摩腹在我国已有上千年的历史，《易筋经》里最早提到它，隋唐开始有了更多记载。摩腹是推拿的一种，它相对温和安全，可谓老少皆宜。摩腹最大的讲究是要区分虚实补泻，因为它们各自对应功效不同。摩腹应缓慢、柔和、匀速、轻松自然，顺时针摩腹为泻法，主要针对暴饮暴食后的消化不良、食积脾虚及便秘等症，可消食导滞；逆时针摩腹为补法，可调理腹泻、和中健脾。慢性腹泻者宜在睡前进行逆时针摩腹，可增强脾胃的运化能力，对纠正慢性腹泻有益。

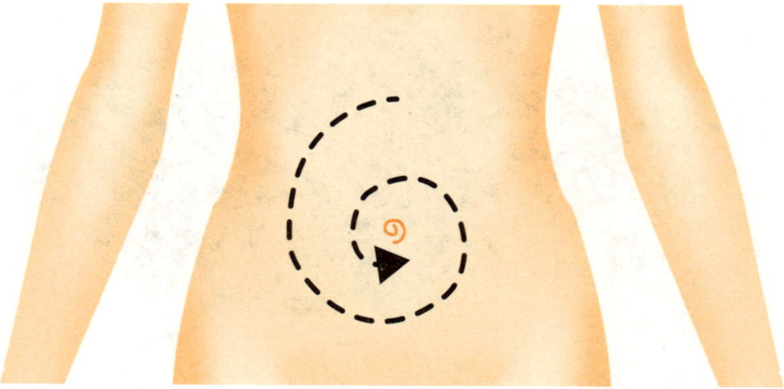

两种脐疗法，止泻效果好

脐疗是药物通过神阙穴（肚脐）渗透吸收以达到调理的目的，属中医外治过程，具有简、便、验、廉的优点。通过脐疗来调理慢性腹泻是一种简单、直接又有效的好方法。下面介绍两种常见又简单的脐疗调理慢性腹泻的方法。

肉桂干姜茴香敷脐

取肉桂粉、干姜粉、小茴香粉各 5 克，加入适量醋调匀成丸状，放入肚脐眼中，用医用胶布固定，每天贴 1 次，每次贴 12 小时。能温阳止泻，适用于腹中冷痛、腹泻的人。连续贴敷 10 次为一疗程。

苍术藿香干姜敷脐

取苍术粉、藿香粉、干姜粉各 5 克，加入适量醋调匀成丸状，放入肚脐眼中，用医用胶布固定，每天贴 1 次，每次贴 12 小时。能燥湿止泻，适用于食欲不振、消化不好、大便稀溏的人。连续贴敷 10 次为一疗程。

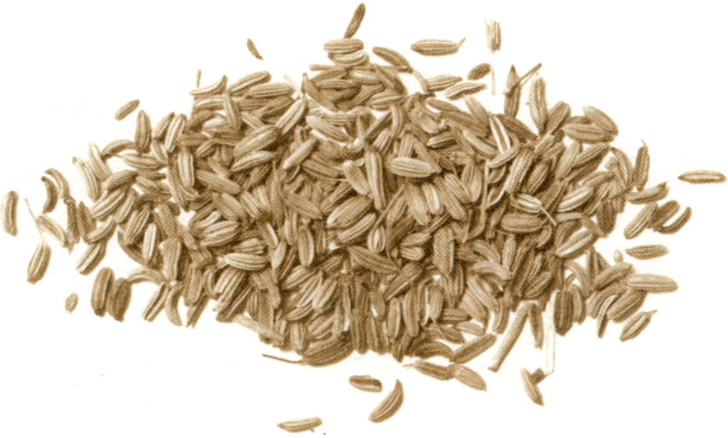

山药小米粥

材料　小米100克，山药50克，蜂蜜、枸杞子各适量。

做法
① 小米洗净；山药去皮后洗净，切块，放入冷水中浸泡。
② 锅中加入适量水，放入小米，水沸后下入山药，大火烧开后转小火熬煮至小米黏稠，然后放入枸杞子再煮5分钟左右关火，待粥稍微冷却时淋入蜂蜜即可。

马齿苋荠菜汁

材料　鲜马齿苋、鲜荠菜各500克。

做法
① 鲜马齿苋、鲜荠菜同入温开水浸泡30分钟，连根切碎，榨成马齿苋、荠菜汁。
② 榨后的马齿苋、荠菜渣，再用适量温开水浸泡10分钟，再重复绞榨取汁。合并2次汁，用洁净纱布过滤。
③ 将滤后的马齿苋、荠菜汁置锅中，以小火煮沸即可。

藿香叶炒鸡蛋

材料　鸡蛋2个，鲜藿香嫩叶150克，料酒适量，盐、食用油各少许。

做法
① 藿香嫩叶择洗干净，切段；鸡蛋磕入碗中，加料酒打散。
② 炒锅倒油烧热，淋入鸡蛋液炒至凝固，加藿香嫩叶翻炒，加盐调味，快速炒匀装盘即可。

风湿性关节炎

类风湿关节炎在中医学里属“痹病”的范畴。痹病是泛指关节、肌肉疼痛，关节肿胀，活动不利以及出现关节僵直、畸形的一类疾病。《素问·痹论》中说，“风寒湿三气杂至，合而为痹”，明确指出痹病名称与病因的关系。

风湿性关节炎有的表现为风湿，有的表现为寒湿，有的表现为湿热。但无论哪种邪气伤人，都以湿气为中心。风湿性关节炎的发病，跟人体阳气不足有很大关系。中医认为，风湿性关节炎的发生往往是在身体虚弱、阳气和正气不足的情况下，感受自然界的风、寒、湿、热等邪气所致。补足阳气、增强身体抵抗力，是防止风寒湿邪侵袭的关键。

按阳溪穴、外关穴缓解疼痛

阳溪穴位于腕背横纹桡侧，大拇指向上翘起时，腕部靠近拇指侧有一凹陷处即是阳溪穴，属大肠经。《千金方》曰：“阳溪，主臂腕外侧痛

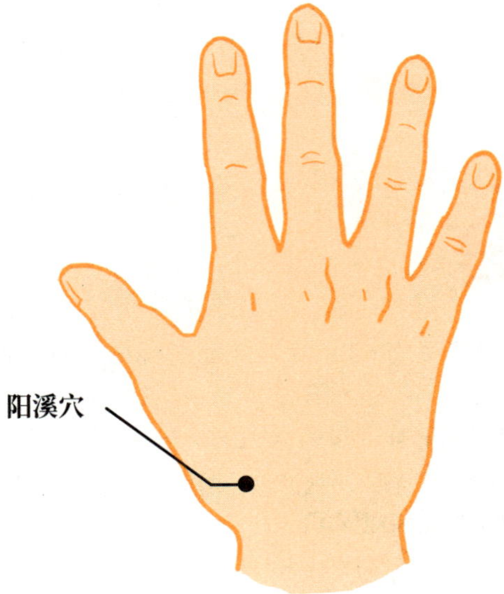

不举。”刺激此穴具有舒筋利节的功效，对穴位所在的前臂、腕关节疼痛具有良好的调理和改善作用。现代研究也表明，阳溪穴对腕管综合征、肌腱炎等手腕关节疼痛具有良好的疗效。除此之外，阳溪穴还擅长通经活络，让阳气在体内像溪水般流动不止，起到补阳气、提精神、疏通气血、通经去瘀的作用。

外关穴位于腕背横纹上 2 寸处，内关穴在手腕外侧的对应点就是外关穴。按摩此穴能补阳益气、通经活络，可用于调理胸胁痛、手颤指麻、肘臂屈伸不利、肩背痛、肘臂手指疼痛等。

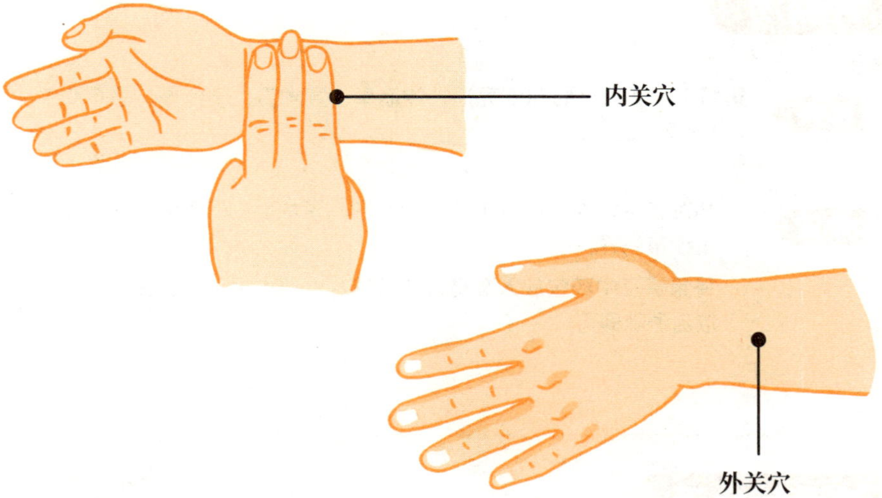

日常养护也很重要

居住的房屋应向阳、通风、干燥，不要在风口处睡卧。应进食高蛋白、高热量、易消化的食物，少吃油腻、生冷、辛辣刺激的食品。注意气候变化，天气剧变寒冷时，及时添加衣服。注意保暖，预防感冒。保持良好的精神状态，正确对待疾病，不可焦虑急躁，情绪低落，也不能不在乎。坚持锻炼身体，增强体质，提高抗病能力。

肉桂米酒粥

材料 肉桂 3 克，米酒 30 毫升，大米 60 克，白糖少许。

做法
① 肉桂掰成小块；大米淘洗干净。
② 大米、肉桂放入砂锅中，加入米酒和适量清水，大火烧开后改用小火煮至米粒熟软，加白糖调味即可。

伸筋汤

材料 猪蹄 1～2 只（约 500 克），伸筋草、宣木瓜、千年健、薏苡仁各 60 克，盐少许。

做法
① 猪蹄去毛洗净，切成小块；伸筋草、宣木瓜、千年健、薏苡仁用纱布包裹。
② 将猪蹄及中药包放入瓦罐，加适量水，用小火煨烂，去药渣，放盐调味即可。

鸡茸鲮鱼汤

材料 鲮鱼 2 条，鸡胸肉 100 克，葱花、姜片、水淀粉、黄酒、胡椒粉各适量，鸡蛋清、盐、香油各少许。

做法
① 鲮鱼收拾干净，加胡椒粉、黄酒抓匀，腌渍 10 分钟；鸡胸肉洗净，剁成茸，加蛋清和水淀粉搅拌至有黏性，塞入鱼腹内。
② 将鱼、姜片放入砂锅中，倒入没过锅中食材的清水，烧开后用小火煮 1 小时，加盐、香油和葱花调味即可。

血脂异常

中医认为，血脂异常的一个重要病因就是平时喜欢吃肥甘厚味的食物，导致脾失健运、水谷不化，痰湿内生损伤阳气而引发的。

三焦祛湿法，可调节血脂

人体水湿内停，是五脏功能失调的结果，湿浊已成，血脂自然就异常了，因此降血脂首选三焦祛湿法。用这种方法能让湿邪在体内无处可藏，只得排出体外。湿气祛除了，血脂也就降下来了。

调理上焦的湿邪，要用芳香化湿的方法，促使湿邪从体表散掉，可以用藿香、白豆蔻、砂仁等芳香化湿之品来泡茶、煮粥或煮汤。

调理中焦的湿邪，要用燥湿的方法，让温暖的热气将湿邪烘干，可以用白术、陈皮等苦温燥湿之品来泡茶、煮粥或煮汤。

调理下焦的湿邪，宜用利湿的方法让湿邪从水道(即指体内水液运行、排泄的道路）而走，可以用淡竹叶、茯苓、薏苡仁、赤小豆、白扁豆等利湿之品来泡茶、煮粥或煮汤。

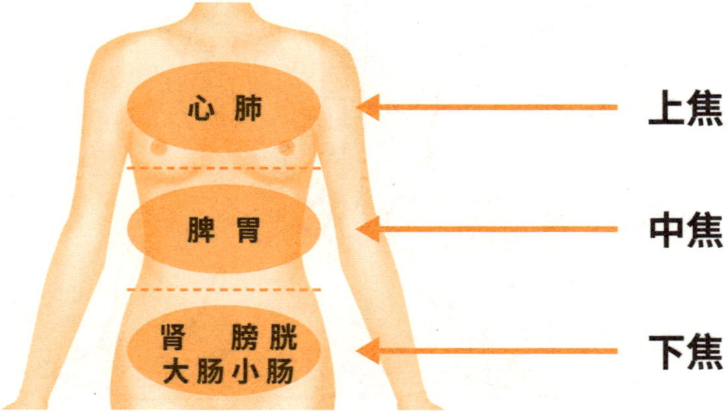

一定要管住嘴

不暴饮暴食、不大鱼大肉，像腊肉、肥肉、黄油、猪油、鱿鱼、蛋黄、螃蟹等食物，对升血脂最明显，最好不吃。而应多吃富含膳食纤维、钙、钾、镁的食物，如土豆、胡萝卜、南瓜、西蓝花、菠菜等，对稳定血脂有益。还可常吃些山药、黑木耳等，可以保持血管弹性。每天还应摄入适量的水果，比如富含果酸、果胶、枸橼酸等营养物质的苹果、猕猴桃，对降低胆固醇、防止血管硬化有较好的作用。

运动能改善脂代谢

运动有明显的降血脂的作用，能改善脂代谢。长期坚持中等强度的有氧运动可降低总血胆固醇和甘油三酯的水平，增加高密度脂蛋白（好胆固醇）水平。可以选择一些简单且易于坚持的有氧运动，如健步走、慢跑、太极拳、八段锦等，隔日 1 次，每次 30 分钟左右，就有较好的防血脂升高的作用。

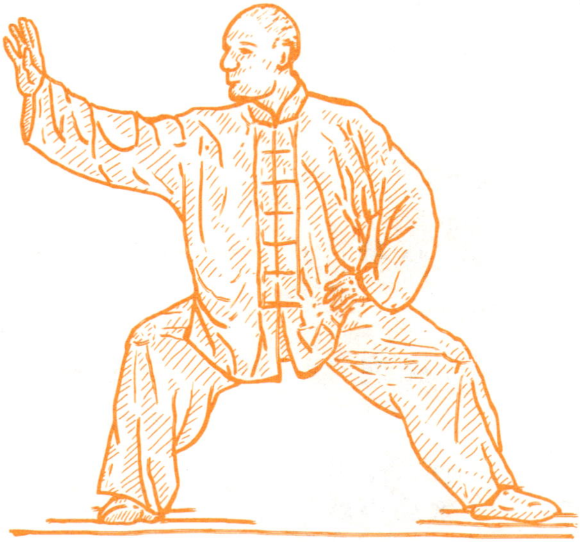

凉拌芹菜海带

材料 芹菜梗 200 克，海带 100 克，木耳 50 克，盐、鸡精各适量。

做法 ① 把木耳和海带用水洗净发透，切丝，用沸水焯熟。

② 嫩芹菜梗切成 3 厘米长的段，用沸水煮 3 分钟捞起。

③ 将芹菜梗段、木耳、海带丝加盐、鸡精拌匀即可。

山楂木耳粥

材料 大米 50 克，新鲜山楂 20 克，木耳 5 克。

做法 ① 将木耳泡发，洗净，切丝；大米淘洗干净，备用；山楂洗净，去核，切丁。

② 锅中倒入适量水，把木耳丝倒进去，开中火煮，水开后，倒入淘洗干净的大米，大火烧开后，改小火煮 20 分钟，倒入切好的山楂丁，待山楂丁和大米熟烂后即可。

番茄苦瓜草莓汁

材料 番茄 1 个，苦瓜 100 克，草莓 6 粒。

做法 ① 番茄洗净，去蒂，切成小丁；苦瓜洗净，去蒂，除籽，切成小丁；草莓洗净，去掉，切成小丁。

② 将切好的番茄、苦瓜和草莓一同放入榨汁机中，加入凉开水 100 毫升，搅打成汁即可。

口腔溃疡

中医认为，口腔溃疡跟“火”有关。火性炎上，身体里的火会往高处走，头面部就会出现上火的症状。外界天气干燥、炎热，损伤人体津液，口腔黏膜受伤就会产生溃疡。另外，情志化火，导致心火旺盛，火灼伤津液，从而引起口腔溃疡；饮食不节，过食肥甘厚味产生脾胃湿热，湿热上蒸于口腔，也会引起口腔溃疡；肝郁化火，火热伤阴，也会引起口腔损伤。

清淡饮食能祛脾胃湿热

如果出现口腔溃疡多处溃破的情况，溃疡在唇周内侧为主、疼痛、舌苔黄腻，伴有消化不良、满脸长痘、大便黏滞不痛快、血脂高、尿酸高、有口气，就是由脾胃湿热引起的口腔溃疡。

脾胃湿热型的口腔溃疡，可以先调理脾，运脾化湿清热，一定要改变饮食习惯、戒除油腻，以清淡饮食为主，这样才能让脾胃轻松下来，

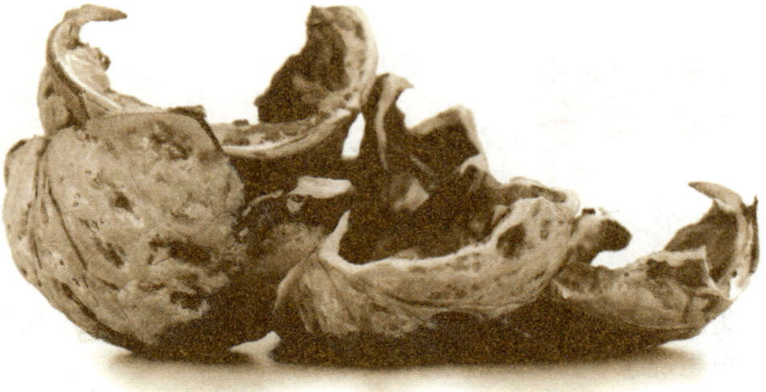

脾胃功能的恢复首先要“减负”，然后才能修复。脾胃的湿热祛除了，才有助于口腔溃疡的康复。

核桃壳水漱口

取 8 个核桃壳（木质部分）放入砂锅中，加入没过核桃壳的清水，大火烧开后改用小火煮 40 分钟，取汤水晾至温热后反复漱口。能祛心脾积热，改善阴虚火旺，还有一定的收敛消肿、抗出血的作用。口腔溃疡时常用核桃壳煮水漱口，有一定效果。

吴茱萸敷贴涌泉穴

取少许吴茱萸研成粉，加醋调匀成丸状，按扁，贴在涌泉穴上，用医用胶布固定，睡前贴上，早上起来后拿掉，一天敷一次。吴茱萸能滋阴降火，此方法能使吴茱萸的有效成分渗透到经络各处，到达阴阳失调的病所，调动身体的正气，提高机体免疫力，从而达到促进口腔溃疡愈合的作用。此法对各类型的口腔溃疡均有疗效。

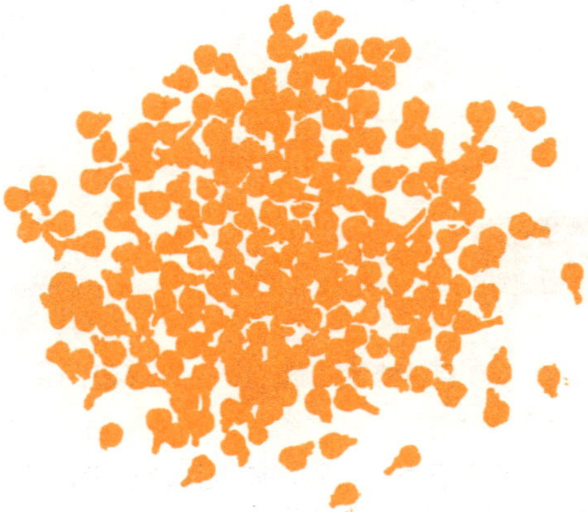

蜂蜜绿茶饮

材料 绿茶 5 克，蜂蜜 30 毫升。

做法
① 先将绿茶放入茶杯中。
② 冲入 300 ～ 400 毫升沸水，加盖焖 5 分钟左右。
③ 倒出茶汤、调入蜂蜜即可。

马蹄豆腐汤

材料 马蹄 100 克，豆腐 200 克，黄豆芽 100 克，姜、葱、盐、食用油、鸡精各适量。

做法
① 马蹄洗净，去皮，切片；豆腐洗净，切 3 厘米见方的块；黄豆芽去须，洗净；姜切片，葱切段。
② 将锅置大火上，放入食用油，烧至六成热时，下入姜、葱爆香，加适量清水，加入马蹄、黄豆芽烧沸，煮 15 分钟，后放入豆腐块、盐、鸡精，汤沸即可。

萝卜缨蜜汁

材料 萝卜缨 200 克，蜂蜜 1 匙 (10 ～ 15 毫升)。

做法 萝卜缨择洗干净，切碎，放入榨汁机中，加入蜂蜜和凉开水 250 毫升，搅打成细滑状即可。

痛经

中医认为痛经发生的原因之一就跟湿有关，这类痛经是实证，即“不通则痛”。由于寒、湿、热等内外邪阻碍气血运行而造成瘀滞，其中因寒致瘀的最为普遍。经常贪食生冷、冒雨涉水、坐卧湿地、久处阴冷环境引起“宫寒”。这类痛经者宜驱寒湿、祛瘀止痛。

姜片敷脐

切一片能盖住肚脐眼的稍厚的生姜片，将其敷在肚脐眼上，然后用医用胶布固定，能起到不错的缓解痛经的作用。中医认为生姜性温，具有驱寒湿、暖身的作用，生姜切成片后能使其中的辛温成分更好地散发出来，促进体内寒湿之气的排出。也可以将大粒盐炒热后用布袋包好后敷在肚脐眼上。

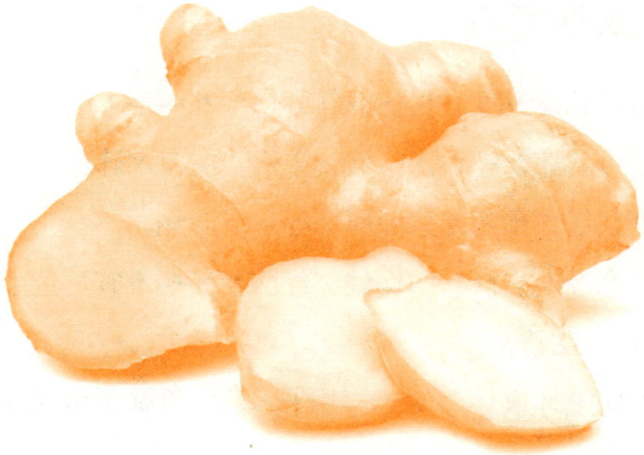

耳穴压豆

将绿豆大小的王不留行籽（药店有售）贴于0.6厘米的小块胶布中央，用酒精消毒耳廓后，用镊子夹取贴有王不留行籽的胶布对准耳廓上的内分泌、子宫、神门等穴位反射点紧贴压其上，贴压后保持3 ~ 7天，每天轻轻按揉1 ~ 2分钟，通过刺激耳穴来缓解和调理痛经，也具有不错的疗效，而且简便易行。

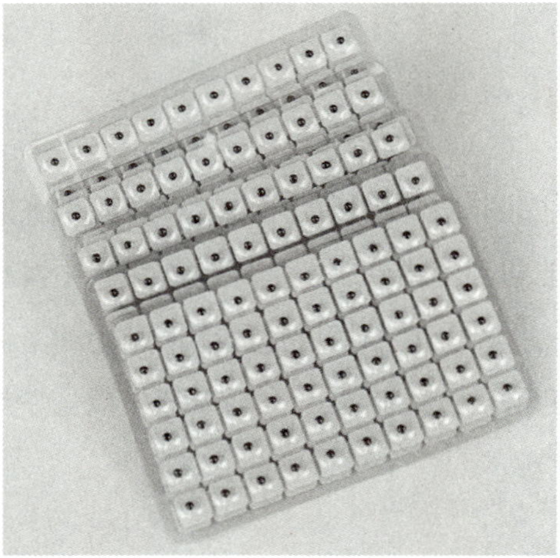

日常调理要点

（1）避免思虑过度，损伤脾气，使湿邪内生。

（2）不可贪凉饮冷，谨防脾气损伤，湿寒困脾。

（3）慎起居，预防外感湿邪、湿寒或湿热。

（4）注意经期、产后的保健，经前及经期不宜过食生冷食物，不宜游泳，要保持外阴清洁。

（5）严防上环取环、流产等手术不洁，增强卫生观念，把握外感湿热毒邪关。

山楂去痛粥

材料　山楂 30 克，鸡血藤、益母草各 12 克，当归 9 克，川芎 5 克，粳米 100 克，红糖适量。

做法
① 粳米淘洗干净，用清水浸泡 30 分钟。
② 将山楂、鸡血藤、益母草、当归、川芎放入砂锅中，加适量水，煎取浓汁，去渣。
③在药汁中加入粳米煮粥，粥成时加红糖搅拌均匀即可。

蜜汁山药南瓜

材料　小南瓜 300 克，山药 250 克，红枣、蜂蜜各适量。

做法
① 小南瓜去皮，洗净切丁；山药去皮，切丁；红枣洗净，去核，切成片。
② 将小南瓜丁、山药丁、红枣片一同放进大碗，加蜂蜜、水入锅蒸 10 分钟即可。

姜枣橘子汁

材料　生姜 1 小块（约 10 克），红枣 4 颗，橘子 1 个，温水 200 毫升。

做法
① 生姜洗净，切小丁；红枣洗净，去核，切小丁；橘子洗净，去皮和籽，切小块。
② 将切好的生姜、红枣和橘子一同放入榨汁机中，加入温水，搅打成细滑状即可。

颈椎病

中医认为，颈椎病大多数是由颈部受风寒湿邪侵扰，阻滞经络，以致气血阻闭不通，从而引发疼痛的。比如现在很多人经常吹空调，风寒侵袭身体，寒则湿，颈部的软组织会产生类似于风湿的病变，形成皮下组织和肌肉的慢性炎症，其结果就是造成颈部持续酸痛、痉挛等，时间长了引起颈椎关节的劳损。因此，调理颈椎病应以祛风除湿、益气活血、通络止痛等为主。

艾灸散寒祛湿，呵护颈椎

艾灸对寒湿型颈椎病的调理是很有效的，艾灸它有两个作用，一是加热的作用，能活血舒筋；二是可起到温经散寒、通络的作用。用艾条灸风池、肩中俞两穴，每穴灸 25 ~ 30 分钟即可，每天灸 1 次，能起到散寒祛湿、缓解颈椎疼痛、养护颈椎的作用。

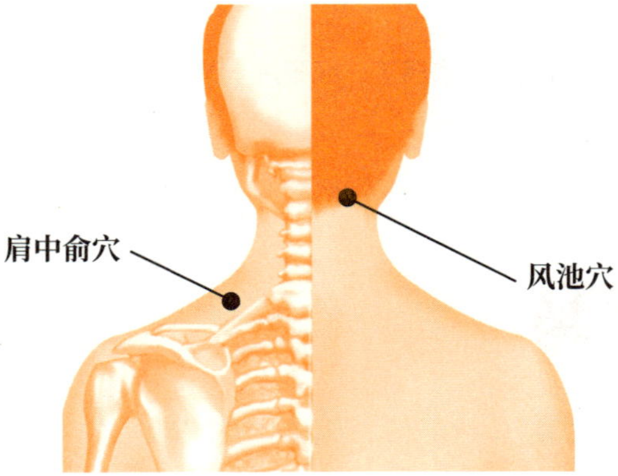

吴茱萸外敷，颈椎变轻松

将吴茱萸研为细末，过筛，取适量加黄酒拌匀，放入锅内炒热，搅成糊状，趁热摊于 3 块清洁布上，分别贴于大椎、大杼、太溪穴上，用医用胶布固定，冷后再换。每晚贴敷，次日早上去掉，7天为1疗程，连用2～3个疗程。能活血化瘀、温通经络、散风除湿，有利于颈椎病的恢复。

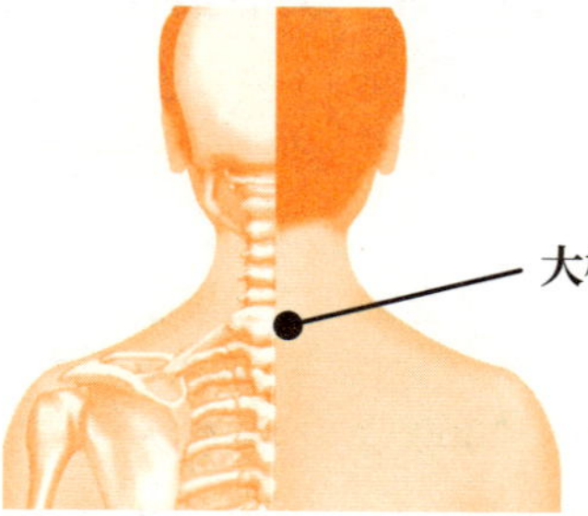

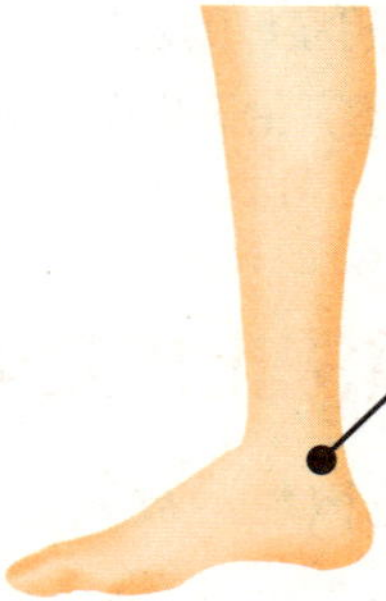

葛根赤小豆粥

材料 葛根 12 克，赤小豆 20 克，粳米 30 克。

做法
① 葛根洗净，切薄片；赤小豆、粳米洗净。
② 葛根片放入砂锅，加水煎煮后去渣取汁，加入赤小豆、粳米，大火煮沸，再用小火熬至成粥即可。

滑蛋牛肉粥

材料 牛里脊肉 50 克，大米 100 克，鸡蛋 1 个，姜末、葱花、香菜末、盐各适量。

做法
① 牛里脊肉洗净，切片，加盐腌 30 分钟；大米淘洗干净，用水浸泡 30 分钟。
② 锅置火上，加适量清水煮开，放入大米煮至将熟，将牛里脊肉片下锅中煮至变色，将鸡蛋打入锅中搅散，粥熟后加盐、葱花、姜末、香菜末即可。

外阴瘙痒

中医认为，外阴瘙痒的发生是脾虚生湿、湿盛下注，或肝经湿热下注，或肝肾不足、精亏血虚、生风化燥所致。

花椒水熏洗止痒效果好

可取30克花椒粒，放入砂锅中，加入2000毫升清水大火烧开，用中火煎30分钟，离火，晾至不烫手时先外用熏洗外阴，待药温降至35℃～40℃时坐浴，每次20分钟，每天2次，10天为1个疗程。花椒温燥除湿、疏风止痒，阴部属于肝肾经脉循行必经之路，花椒归于肝肾，温补命火而兼能散寒湿，外阴瘙痒用之颇宜。用花椒水熏洗期间不要用任何洗液，忌食鱼、虾等腥味食物。

适量多吃新鲜蔬果，
可起到缓解
外阴瘙痒的作用。

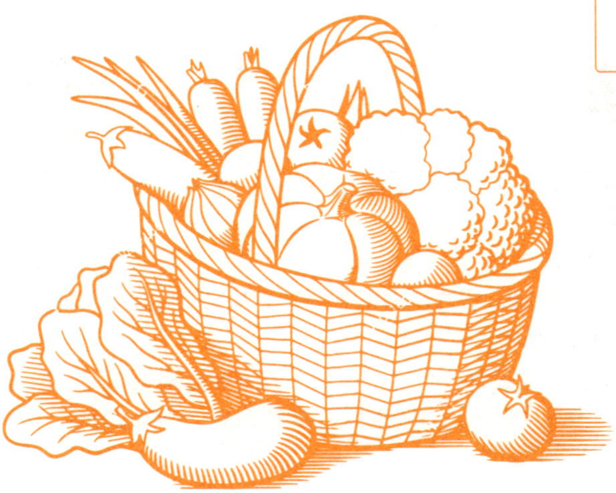

改善瘙痒不适，按摩 3 个穴位

按揉太冲穴、合谷穴、曲池穴能清热利湿、安定情绪、疏肝理气、除肝火，可抑制阴部瘙痒的不适感。

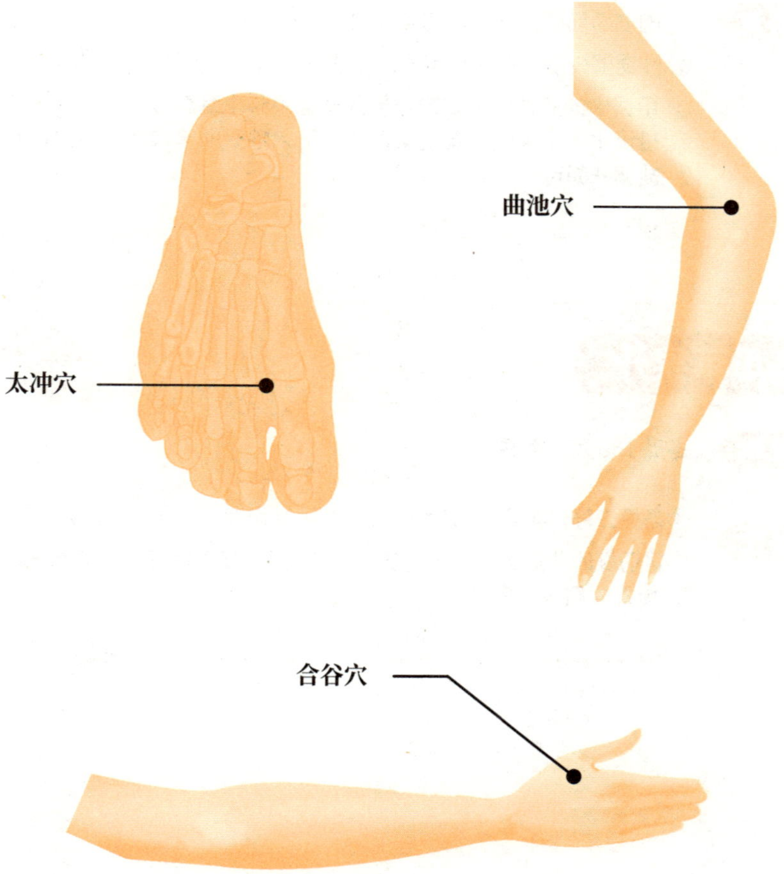

黄花菜炒鸡肉

材料

干黄花菜 50 克，干木耳 10 克，鸡胸肉 100 克，料酒、淀粉、姜末各适量，食用油、生抽、盐各少许。

做法

① 黄花菜、木耳分别用清水泡发，去蒂，洗净，控干水分；鸡胸肉去净筋膜，洗净，切丝，加料酒和淀粉抓匀。

② 炒锅置火上，倒油烧至五六成热，放入鸡肉丝滑熟，盛出。

③ 用锅中的底油炒香姜末，放入黄花菜和木耳翻炒均匀，淋入适量清水，小火烧至黄花菜熟软，下入炒好的鸡肉丝，加生抽和盐调味即可。

冬瓜苹果汁

材料

冬瓜 150 克，苹果 1/2 个。

做法

①冬瓜去籽，洗净，带皮切成小丁；苹果洗净，去蒂和籽，切小丁。

②将切好的冬瓜和苹果一同放入榨汁机中，加入凉开水 100 毫升，搅打成细滑状即可。

咳嗽多痰

中医认为，“湿聚为水，积水成饮，饮凝成痰”，水湿聚积过多就会变成饮，饮聚集时间长了就会慢慢成为痰。另外，中医有“脾为生痰之源，肺为贮痰之器”的说法，意思是说，脾气虚损时，其运化失职，津液代谢障碍，水液停滞，聚而生痰，进而影响肺失宣降，出现喘咳多痰之证。调理咳嗽痰多，关键是要化解体内的痰湿，脾是生痰之源，应该从健脾养脾入手来调理。

按揉水分穴、丰隆穴

按揉水分穴具有化痰祛湿、通调水道的作用；按揉丰隆穴能增强脾胃对痰湿的运化能力。按揉这两个穴位对调理咳嗽多痰很有帮助。水分穴在人体前正中线上，脐上1寸；丰隆穴在外踝尖前缘与外膝眼做一连线，在此连线中点处即是此穴。可以用大拇指或中指指腹按压水分穴、丰隆穴，做轻柔缓和的环旋按揉，以穴位感到酸胀为度，每个穴位按揉2 ~ 3分钟。

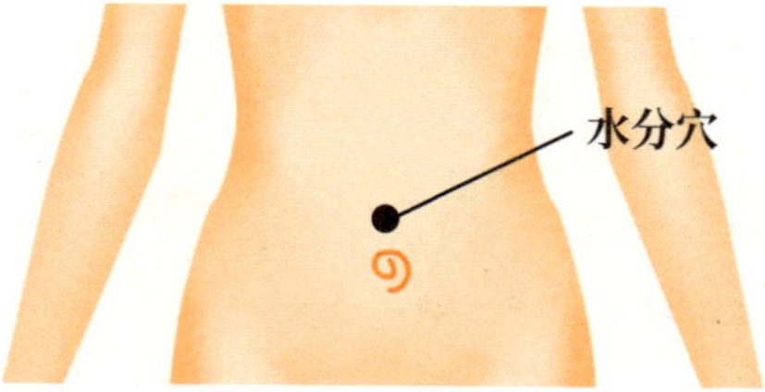

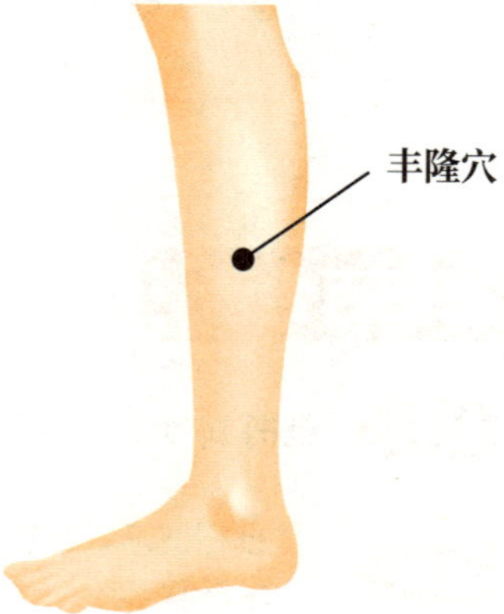

艾灸孔最穴、列缺穴

艾灸孔最穴、列缺穴有很好的除湿、润肺、止咳、平喘的功效。点燃艾条，对准孔最穴、列缺穴各灸 10 分钟，施灸时点燃的艾条距离皮肤 1.5 ~ 3 厘米，灸至局部红热为度，每天可以艾灸 2 次。

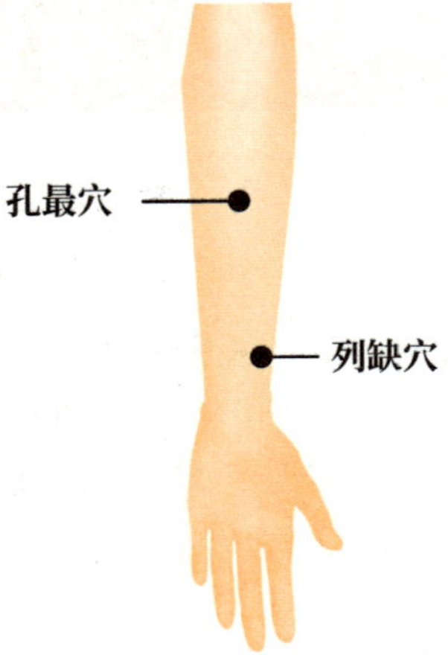

川贝母冰糖炖梨

材料：雪梨 1 个，川贝母 10 克，冰糖 20 克。

做法：

① 将雪梨洗净，从顶部切下梨盖，再用勺子将梨心挖掉，中间加入川贝母和几粒冰糖。

② 用刚切好的梨盖，将梨盖好，拿几根牙签从上往下固定住。

③ 将梨放在杯子或大碗里，加水，放在锅中炖 30 分钟左右，直至整个梨成透明色即可。

枇杷百合汤

材料：枇杷 10 个，川贝母 2 克，鲜百合 100 克，冰糖 1 大勺。

做法：

① 枇杷洗净，去皮，去核；鲜百合分瓣洗净；川贝母洗净，用温水泡软。

② 锅置火上，倒入适量清水煮沸，放入枇杷和川贝母煮半小时，再加入百合和冰糖，煮至冰糖化开即可。

冠心病

冠心病属中医“心痛”“胸痹”范畴。百病多由痰作祟，痰饮之邪致病广泛，冠心病也是痰邪好发疾病。痰湿易阻滞气机，痹阻心脉发为胸痹，历代古籍均有记载。《金匮要略》记载：“胸痹发生之处，必有痰浊阻其间。”表明了痰浊与胸痹的发生密切相关。关于湿邪与胸痹心痛的关系在《素问·痹论》有所记载“风、寒、湿三气杂至合而为痹也”，湿邪发病多兼夹风、寒邪，风寒湿三气合而痹阻心脉，可出现胸闷、心慌、心悸等症状。可见，痰湿是胸痹发生发展的关键致病因素，痰湿体质是冠心病的主要发病体质。

刮痧膻中穴

膻中穴在人体正面两乳头连线的中点位置。膻，表示气血水湿到达本穴后吸收扩散，还有加热温暖的作用。在膻中穴上刮痧，可以疏通经络，改善人体的气血循环状态，宽胸利膈，祛除瘀滞，化痰湿，宁心神，养护心脏，达到散瘀止痛的效果。刮痧时，右手持刮痧板，蘸刮痧油或清水后，在膻中穴上轻轻向下顺刮，力度逐渐加重，用力要均匀，宜用腕力，

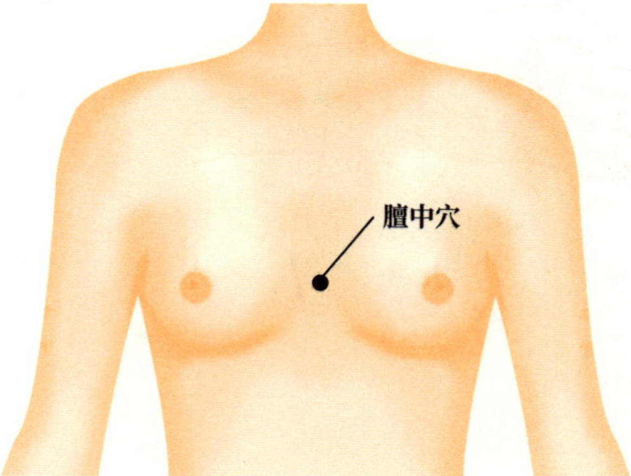

刮 10 ~ 20 次即可，每天刮 1 次。

也可以在立冬节气后，每天午时用“暖宝”暖膻中穴 15 ~ 30 分钟，一直到来年的春分节气停止，可有效预防冠心病心绞痛在冬季发作。

内关——心绞痛急救穴

中医认为，内关穴主治心痛、心悸、胸闷，按揉内关穴有疏导气血郁滞、疏导水湿的作用。在前臂从腕横纹算 2 寸，约 3 横指的宽度，微屈手腕可以露出 2 条筋，在 2 条筋的正中央位置就是内关穴，左右前臂上各有一穴。按揉时，用指尖按压至有酸胀感即可，左右交替，每次 5 ~ 10 分钟，每天 2 ~ 3 次，尤其适合患有冠心病的人日常保健。如果急性心绞痛发作，手边没有药的情况下，可以辅助按揉内关穴，但不能只依赖这种方式，有药还是要用药，并应及时就医。

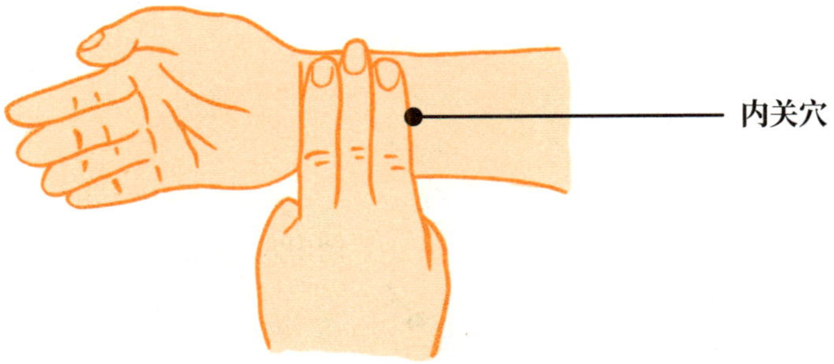

菠菜玉米枸杞粥

材料 菠菜、玉米粒、枸杞子各 15 克，大米 100 克，盐、鸡精各适量。

做法
① 大米泡发洗净；枸杞子、玉米粒洗净；菠菜去根，洗净，切成碎末。
② 锅置火上，注入清水后，放入大米、玉米粒、枸杞子用大火煮至米粒开花再放入菠菜，用小火煮至粥成，调入盐、鸡精即可。

姜母鸭

材料 老鸭 1 只，老姜母 200 克，黄芪、枸杞子各 15 克，肉桂、当归、熟地黄各 6 克，葱段、黄酒、盐、鸡精、高汤各适量。

做法
① 将老鸭拔去毛，洗净，剁成大块，沥干水；老姜母洗净，用刀背拍松；黄芪、枸杞子、肉桂、当归、熟地黄洗净备用。
② 干锅烧热，放入鸭块翻炒，将鸭油炒出后捞出，将油沥干。
③ 锅内倒入适量高汤，放入黄芪、枸杞子、肉桂、当归、熟地黄、鸭肉、老姜母、葱段、黄酒，用大火烧沸，改小火慢煲 2 小时，加盐、鸡精调味即可。

暑湿感冒

夏季感冒在中医上称之为暑湿感冒，夏季感冒夹湿冒寒，所以又称为“夏日伤寒”或“寒伏暑”。一般来讲，暑湿感冒的发病时间相对较长，体质虚弱者还会反复发作。暑湿感冒的症状特点既有卫气不和、寒湿郁于肌表的表证表现，又有湿浊中阻、脾胃不和引起的消化系统功能障碍的症状，一般持续 7～10 天，有的可持续 2 周左右。咳嗽通常是最迟消失的症状，可能会持续几周。

暑湿感冒的症状

暑湿感冒主要表现为发热头重、鼻流浊涕，多为 38℃左右的低烧，午后发热明显增高，但出汗后体温不减。内在表现是脾胃不和、消化系统功能紊乱所引起的呕吐、腹泻等。暑湿感冒者通常口干但不愿多喝水，舌苔黄腻。暑湿感冒通常病程较长，通常需要数日治疗才能痊愈。

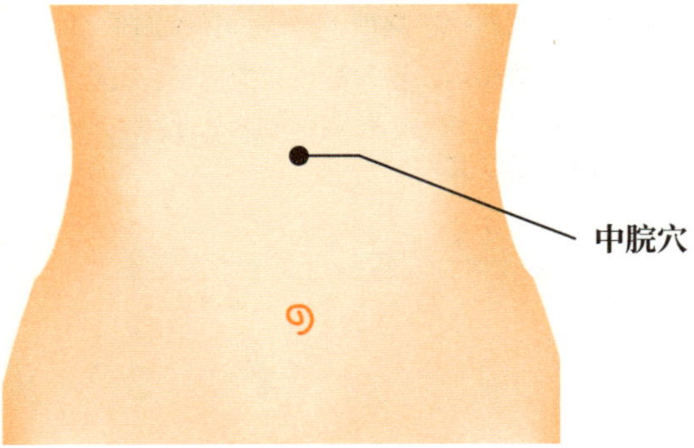

暑湿感冒的诱因

暑湿感冒忌发汗宜清湿热。暑湿感冒就是我们经常说的“热伤风”，是由湿邪困于肌表和中焦脾胃所致，形成湿邪的途径主要有三个方面：从高温闷热的室外进入到空调温度开得很低的写字楼、商场超市、公交车或地铁里；运动后一身大汗，马上喝冷饮或洗冷水澡；晚上睡觉贪凉一夜开空调或露宿户外，这些都容易引起暑湿感冒。

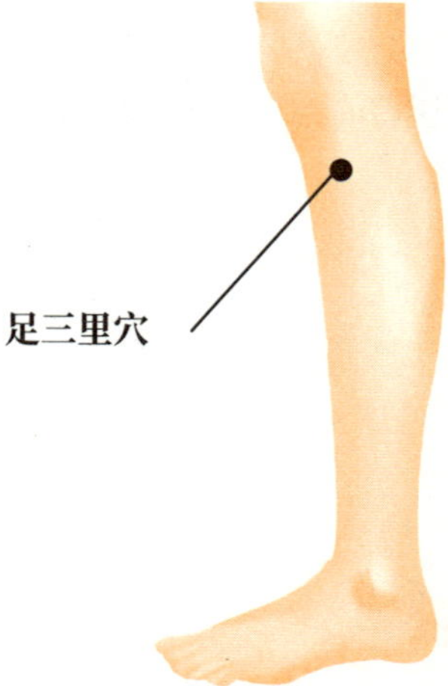

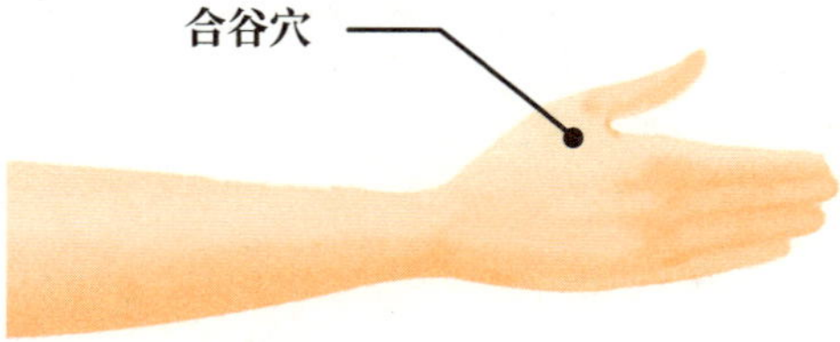

按揉穴位感冒好得快

暑湿感冒时可按揉中脘穴、足三里穴、支沟穴、合谷穴，具有清暑化湿、疏表调里、和胃降浊的功效，可改善头重如裹、肢体酸痛、胸闷发热、恶寒少汗、脘满呕恶、腹胀便溏等不适症状。

感冒者可仰卧，按摩者两手重叠，按揉中脘穴，顺逆各 36 次；再用拇指端推揉左右的下肢足三里穴各 36 次；再用拇指指腹向外按揉左右支沟穴各 36 次；最后用拇指和食指揉捏左右合谷穴各 36 次。

藿香二白姜防粥

材料 藿香、白术各 12 克，白豆蔻、防风各 9 克，大米 100 克，生姜 3 片，白糖适量。

做法 ① 大米洗净；生姜洗净，切片；藿香、白术、白豆蔻、防风分别洗净。

② 将藿香、白术、白豆蔻、防风水煎去渣取汁。

③ 加淘洗干净的大米、生姜片煮粥，待粥将成时，捞出生姜片，放入白糖，搅匀使其完全溶化即可。

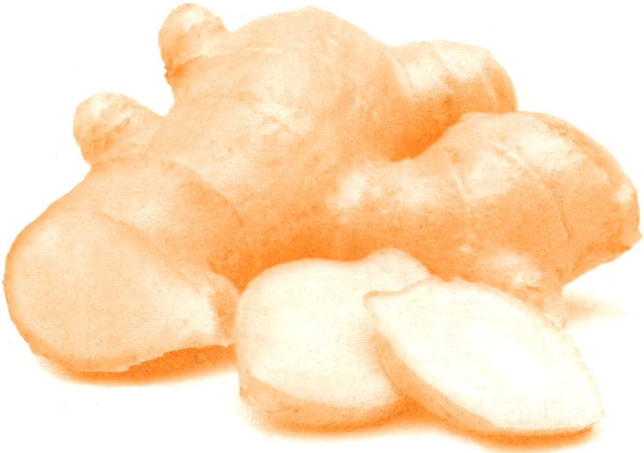

二豆山药粥

材料：白扁豆 30 克，赤小豆、山药、大米各 40 克，薏苡仁 50 克，鲜荷叶半张。

做法：
① 将白扁豆、赤小豆、大米、薏苡仁分别淘洗干净；山药洗净，切成小粒状。
② 将以上处理好的食材一同放入锅中，加入清水适量，大火煮沸后，改用小火继续煮至米熟粥将成时，将洗净的鲜荷叶覆盖在大米粥上，焖 15 分钟，揭去荷叶，粥成淡绿色，搅匀即可。

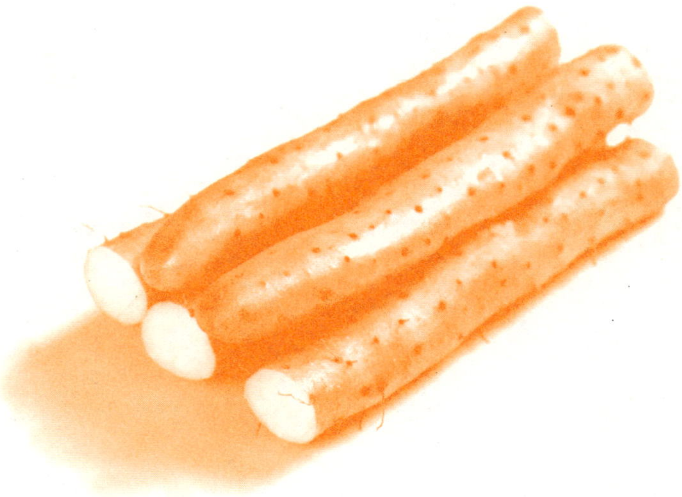

第七章

祛湿妙招，简便易行

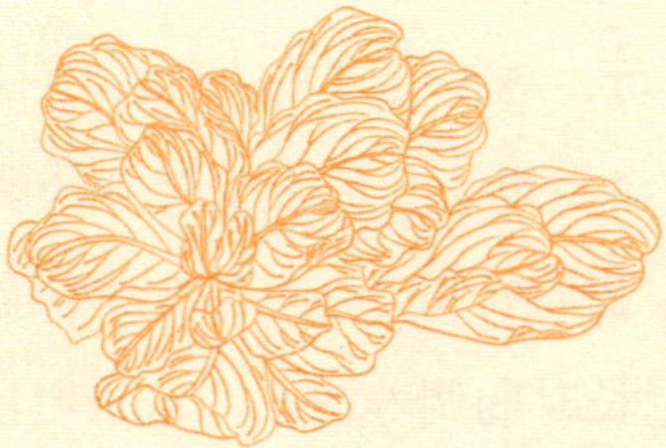

湿邪的本性就是黏腻，因此治疗、调理它也是一个漫长的过程。日常生活中掌握一些简单易行的祛湿小妙招，从细微处入手，能帮助你赶走身体中的湿气，恢复健康。

多做运动，赶走湿气一身轻

现代人生活节奏很快，这也导致很多人都缺乏运动。人们无论是在公司办公室，在车里，还是在家里基本都常处于坐着的状态。虽然都说生命在于运动，但人们大部分时间都是坐着不动，运动的时间则少得可怜，这就容易造成血液循环不畅。血液循环不畅，湿邪就容易侵入体内，而湿邪困住肌表的经络，使人肢体困重，懒动，更不愿运动了，造成恶性循环。

可能有人认为体内有湿也没事，只要多吃点祛湿的中药或食材，湿气就能被祛除了。这种方法对于祛除外湿比较有效，但如果是内湿，不将懒惰的毛病改掉，湿气这次祛除了，以后还会卷土重来，所以，要彻底祛除湿邪，一定要多运动。

现在养生学比较流行，越来越多的人开始重视养生。但是有些人对待养生的态度有问题，会异想天开地希望某种药能药到病除，或者某种锻炼能立竿见影。但是，我们要知道，任何事都不能立刻见效、一蹴而就，养生也是如此，需要通过长时期调养或改变自身习惯，才能保持身体健康。

如果要祛除疾病，使身体保持健康状态，要从多个方面进行规范：需要加强锻炼、培养良好的生活习惯，同时配合药物治疗，把这些方面都做到做好，并且长期坚持，体质才能有所改善。这其中生活习惯是最重要的因素，其次是锻炼，吃药只是辅助的手段，光指望吃药，不改变不良的生活习惯，还是达不到理想效果。那么吃药有用吗？就及时的效果来说，药物能够迅速地解决疾病的症状，但是并没有解决根本问题。有些人平时喜欢锻炼，身体就可处于健康状态。但也有人坚持锻炼身体还是没有改善，或者说虚得厉害，这时就需要借助药物治疗了，采用药物和锻炼结合的方案，才能恢复健康。

对于锻炼来说，快步走是最简单有效的方式。快步走可以保持气血畅通，疾病就无机可乘。如果没有充裕的时间来运动，也要利用一些碎片时间，即使只是站起来活动一下胳膊、腿，也是有好处的。如果想改善体质，最重要的就是要养成运动的习惯，不管采取什么样的方式运动，都要以助气血运行为原则，注意做到把全身各部位都活动到。

建议湿气重的人最好每天坚持适量运动，多进行一些诸如跑步、快走、爬山、瑜伽、太极等促进四肢和肌肉活动的运动，以促进身体器官运作，健脾祛湿，缓解压力，促进湿气排出体外。

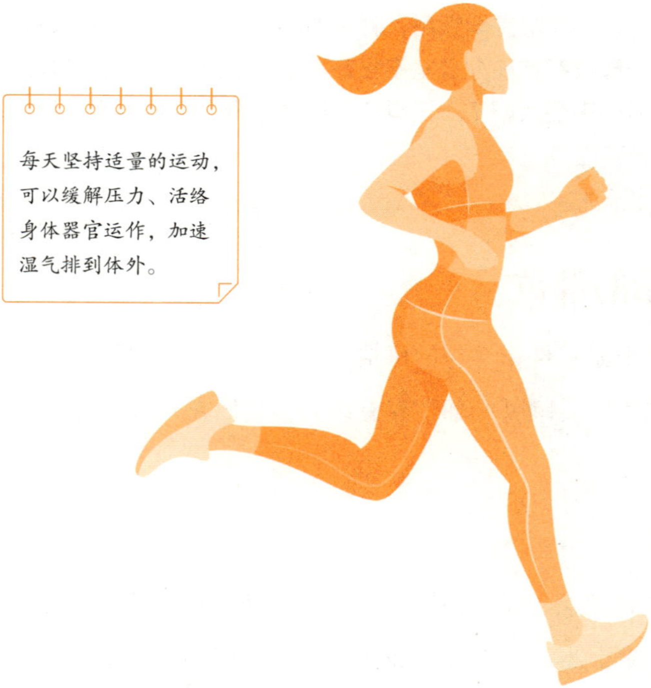
每天坚持适量的运动，
可以缓解压力、活络
身体器官运作，加速
湿气排到体外。

勤晒太阳，提升阳气散湿气

阳气有助于祛除体内湿气，湿气属于阴邪，当体内阳气亏虚，晒太阳能够提升体内的阳气，消散湿气。

中医有“采日精”的说法，就是采集阳光以升发清阳之气，以驱散体内的浊气。晒太阳可以激活免疫细胞，达到疏通经络、畅通气血、调和脏腑、祛寒止痛、增强免疫力的目的，有利于机体对抗病邪，从中也能体现出晒太阳补阳抗病邪的作用。因此，有人说，阳光是免费的天然补药，而晒太阳就是必不可少的免费的养生手段。

尽管晒太阳有诸多好处，然而有部分人对晒太阳并不重视，事实上，由于工作、生活方式的变化，人们晒太阳的时间明显不足。很多人是朝九晚五的上班族，起床洗漱、吃完早饭后，就匆匆乘坐交通工具赶去上班，到了工作单位后可能一整天都待在办公室不出来，下班后又乘坐交通工具到家，中间也就空不出时间来晒太阳了。还有些人就算有晒太阳的时间，也通过各种遮阳方式将阳光遮住了。

晒太阳的部位

晒太阳看似是一件很容易的事情，其实不然，晒太阳也是有很大学问的，比如晒太阳要晒哪些部位就有讲究，我们在晒太阳时应重点晒以下部位。

晒头顶

头顶是诸阳之会，是人体阳经的交会之处，凡五脏精华之血、六腑清阳之气皆汇聚于此，所以，晒太阳时要重点晒头部。百会穴位于头顶，在头顶正中线与两耳尖连线的交会处，为各经脉气会聚之处。晒头顶不受时间地点的限制，在天气晴朗、阳光明媚时，就可以到户外散散步晒晒太阳，让阳光温煦百会穴，能起到通畅百脉、调补阳气的作用。

晒后背

中医认为，人体腹为阴，背为阳。很多经脉和穴位都在后背，尤其是对整个身体阳气影响巨大的足太阳膀胱经从背部经过。所以，晒后背有助于调理脏腑气血、温煦经络。晒太阳时，可让阳光直射背部。尤其老在公园锻炼时，可以让后背朝向阳光照射的方向。如果不方便出门，也可以在家里的阳台或窗边晒太阳，但不要隔着玻璃晒，因为紫外线大多不能穿透玻璃，起不到晒太阳的作用。如果方便，可将后背裸露出来，特别是颈部的大椎穴和腰背正中部位的命门和肾俞穴，晒这三个穴位，能起到提振阳气，补充肾气的作用。

晒腿脚

俗话说“寒从脚底起”，脚是距离心脏最远的地方，也是血液最不易到达的地方，中医认为，头属阳，脚属阴，所以，脚是人体中较阴寒的地方，容易受寒气的侵袭。其实不光是脚，腿也容易受寒，因此，腿脚都应该多晒晒太阳。只要在阳光充足的时候，将双腿双脚裸露在阳光下，晒半小时以上，就能起到补阳的作用。

晒手心

人的手掌不易被太阳晒到，因此晒太阳时别忘了晒这个部位。手心里有很重要的劳宫穴，按此穴位有清心安神的作用，晒此穴位同样可以缓解疲劳，促进睡眠，提升机体免疫力和抵抗力。晒手心方法很简单，在阳光下摊开双手朝向阳光即可。

晒太阳的时间

晒太阳的时间以上午 10 点和下午 4 点为最好。因为这两个时间段的阳光紫外线不是特别强，不仅有助于促进新陈代谢，还能避免对皮肤造成伤害。而且下午 4 ~ 5 点之间紫外线中的 X 光束成分多，能够促进钙、磷的吸收，对体质的增强、骨骼的钙化都有促进作用。每次晒太阳 0.5 ~ 1 小时即可，每天上下午可各晒 1 次。

晒太阳时晒百会穴、大椎穴、命门穴和肾俞穴，能够通经络，补阳气，祛除湿气。

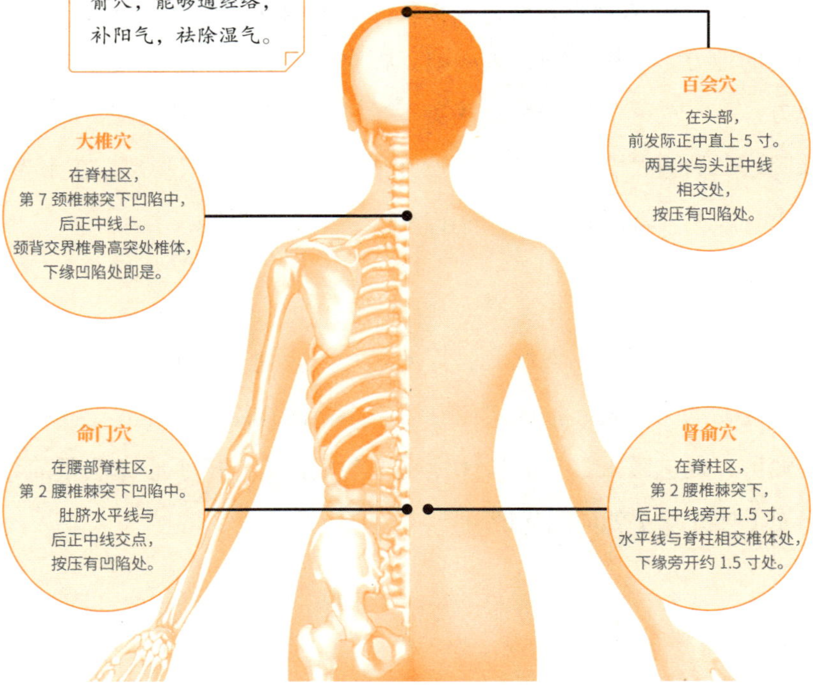

“六字诀”调气血，全身通调湿邪难藏

六字诀是几千年来流传下来的一种养生方法，是通过呼吸吐纳而达到人体组织机能的强化，进而充分调动脏腑的潜在能力抵御病邪，不让身体受湿邪等邪气的侵袭而致病、早衰等。

六字诀包含了“吹、呼、嘻、呵、嘘、呬”六法，分别对应了肾、脾、三焦、心、肝、肺六脏，也就是说，六字诀中的“六”字分别起着濡养不同脏器的作用，吹字诀养肾，呼字诀养脾，依次类推。脏腑养好了，气血和顺，经络就通调了。

预备动作：

两脚平行站立，与肩同宽，头保持正直，全身放松，保持自然呼吸。

六字诀	吹	呼	嘻	呵	嘘	呬
发　音	chuī	hū	xī	hē	xū	sī
脏　腑	肾	脾	三焦	心	肝	肺

吹字功补肾气

口型：保持撮口，唇出音。

要领：呼气念吹字，双脚五趾抓地，脚心空起，双臂自体侧提起，绕长强、肾俞向前划弧线，并经体前抬高，与锁骨齐平，双臂撑圆做抱球动作，双手指尖相对；身体下蹲，双臂随下蹲动作下落，呼气结束时，双手落于膝盖上部，并随着吸气顺势慢慢站起，两臂自然下落垂于身体两侧。如此反复共做 6 次为 1 遍，做 1 次调息。

吹字功对治疗腰膝酸软、盗汗遗精、阳痿、早泄、子宫虚寒等肾经疾患有明显疗效。

呼字功培脾气

口型： 像管状一样保持撮口态，舌向上微卷，用力前伸。

要领： 呼气念呼字时，脚大趾轻轻点地，双手从小腹前慢慢抬起，手心朝上，到达肚脐位置，左手外旋上托到达头顶处，同时右手内旋下按到达小腹前；呼气尽吸气时，左臂内旋变为掌心向里，从面前下落，同时右臂回旋掌心向内上穿，双手在胸前交叉，左手在外，右手在内，双手内旋下按，直到腹前，最后自然垂于体侧；再以同样要领，换右手上托，左手下按，做第二次吐字；如此反复共做6次为1遍，做1次调息。

呼字功对腹胀、腹泻、四肢疲乏、食欲不振、肌肉萎缩、皮肤水肿等脾经疾患有着明显的效果。

嘻字功理三焦

口型： 为两唇微启，舌稍后缩，舌尖向下。有喜笑自得之貌。

要领： 呼气念嘻字，双脚四五趾点地，双手从体侧像捧东西一般

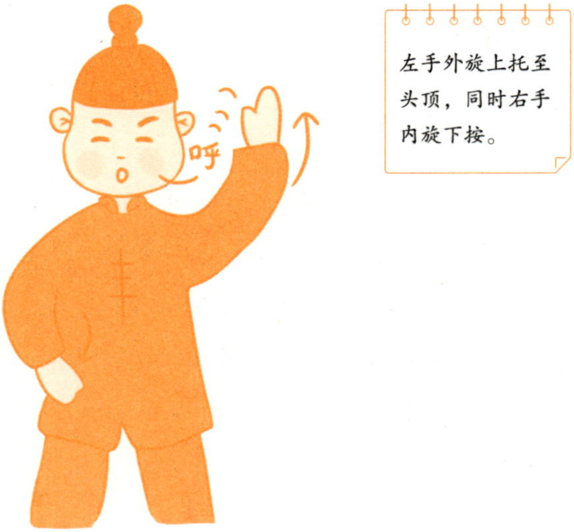

抬起，经过腹部，抬高至与两乳齐平；双臂向外旋翻转，令手心向外，并向头部托举，两手心转向上，指尖相对；吸气，同时五指分开，由头部沿着身体两侧缓缓落下，并以意念引导气到双脚四趾端处。如此反复共做 6 次为 1 遍，做 1 次调息。

嘻字功对因为三焦经不畅所引起的眩晕、耳鸣、喉痛、胸腹胀闷、小便不利等疾患有明显的缓解和治疗作用。

呵字功补心气

口型：半张，舌抵下齿，舌面向下压。

要领：呼气念呵字，脚大趾轻点地，双手掌心向里从小腹前慢慢抬起，经体前到胸部双乳中间位置时向外翻掌，继续上托，达到眼部位置；呼气尽吸气时，翻转手心对准面部，经面部、胸腹部慢慢下落，垂于体侧；再次吐字。如此反复 6 次为 1 遍，做 1 次调息。

呵字功对心悸、心绞痛、失眠、健忘、盗汗、口舌糜烂、舌强语塞等心经疾有着良好的防治功效。

嘘字功平肝气

口型：两唇微闭，稍横绷力，舌尖向前、内微缩，上下齿间有微缝。

要领：呼气念嘘字，脚大趾轻点地，双手从小腹前慢慢抬起，双手背相对，经胁肋向上与肩齐平，两臂伸展，向上、向左右分开，手心斜向上，双目随呼气瞪圆；屈臂，两手经面部、胸腹部慢慢下落，垂于体侧；再次吐字。如此反复 6 次为 1 遍，做 1 次调息。

嘘字功对目疾、肝大、胸胁胀闷、食欲不振、两目干涩、头目眩晕等症有良好的防治效果。

呬字功补肺气

口型：双唇开启，叩击上下牙齿，舌微抵在下齿后。

要领：呼气念呬字，双手由小腹前慢慢抬起，渐渐翻转至掌心向上，与两乳齐平；双臂外旋，手心翻转向外保持立掌姿势，指尖对着喉咙，然后将双臂展向左右，宽胸推掌，像鸟张开双翼一般；呼气结束后，随着吸气顺势将两臂自然下落垂于体侧。如此反复共做6次为1遍，做1次调息。

呬字功对因为肺经不畅所致的外感伤风、发热咳嗽、痰涎上涌、背痛怕冷、呼吸急促而气短、尿频而量少等症有明显示缓解和治疗作用。

注意事项：

在进行六字诀时，要采用腹式呼吸法，且先呼后吸，呼气的时候念字，同时提肛缩肾，将重心移到脚跟上。每念完一个字调息，是为了做短时间的休息，让身体恢复自然状态。每天早晚各练习3遍，长久坚持，定能起到协调脏腑、和顺气血、畅通经络、抵御外邪的作用。

睡前泡脚，湿邪不来找

湿气重的人群通常会有下肢水肿的情况，可以通过泡脚的方式来改善这种症状。

中医学认为，足底是各经络起止的汇聚处，分布着60多个穴位和与人体内脏、器官相连接的反射区。尤其是足少阴肾经起于足小趾端，斜向于足心（涌泉穴），出于舟骨粗隆下（然骨穴），经内踝后进入足跟，再向上沿小腿内侧后缘上行。也就是说，肾经在脚上有很重要的分布，因此经常泡泡脚，能刺激肾经，有益于补肾扶正。

泡脚好处多，但也是有讲究的，泡脚要注意以下细节。

泡脚时间

通常来讲，晚上9点泡脚护肾、补肾作用最佳。因为这个时段是肾经气血较为衰弱的时候，在此时泡脚会使身体热量增加，体内血管随之扩张，有利于血液循环。虽然9点左右最适合泡脚，但还需要注意的是，饭后半小时不宜泡脚，吃完饭后立即用热水泡脚，会使本该流向消化系统的血液转而流向下肢，日久会影响消化系统的吸收而导致营养缺乏，最好吃完饭过1小时后再泡脚。

泡脚的时间不宜过长，最好不要超过30分钟，在泡脚过程中，由于人体血液循环加快，时间太长的话，容易增加心脏负担。

泡脚水的温度

泡脚水的温度不宜太高，也不宜太低，以40℃左右为宜，凉了可以加热水，但不可太烫。有些人觉得用温度高的水烫脚比较好，有些人则习惯用凉水冲脚，这两种做法都不正确，都起不到养生的效果。

泡脚水内容

很多人泡脚只是用温水，里面什么都不放。其实在热水泡脚时，如果能在水中加上合适的中药，皮肤便可以利用在温水作用下的强渗透能力，充分吸收中药成分，疏通筋骨关节，起到养生祛病的作用。

配合按摩

泡完脚后，再做几分钟的足底按摩，既能促进血液循环，还能减少局部乳酸的聚积，有助于消除疲劳和缓解关节疼痛，对心脏、肾脏以及睡眠也都大有裨益。这里介绍一个位于足底的穴位，那就是涌泉穴。涌泉穴直通肾经，是肾经的首穴。《黄帝内经》中记载：“肾出于涌泉，涌泉者，足心也。”意思是说，肾经之气犹如源泉之水，来源于足下，涌出灌溉全身四肢各处，而涌泉穴就是肾之源头。在足心凹陷处，蜷足心时，足底会出现一个人字形沟，涌泉穴就位于人字形沟的顶点。每天洗完脚后，按摩涌泉穴十几分钟，然后上床入睡，可起到激发肾精、滋养心神的作用。

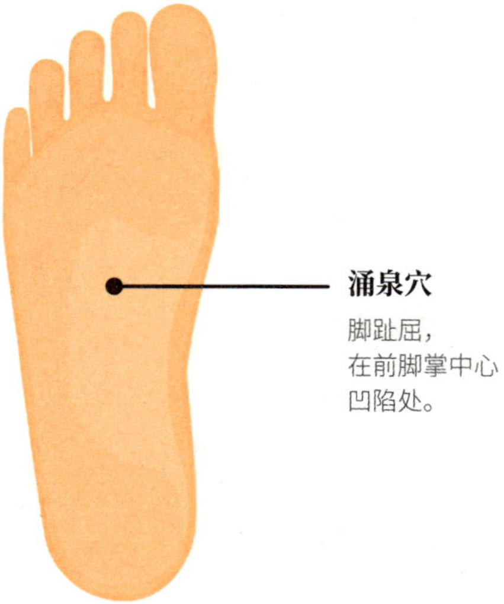

常做艾灸，散寒又除湿

想要保护体内的阳气，排出湿邪，艾灸不失为一种好的方法。

艾灸属于中医传统灸疗法的一种，是把天然艾叶制成艾条、艾炷，点燃后烤炙人体的穴位，以达到保健和治病的方法。艾叶味苦，性辛温，具有温经止血、祛寒止痛的作用，艾灸能够温经通络、行气活血、散寒除湿，对祛除湿邪很有疗效。

采用艾灸除湿，可以选用以下几种方法。

隔盐灸

隔盐灸是把炒过的盐填在肚脐，与腹部平齐，然后把艾绒捏成圆锥形的艾炷放在盐上，拿香点燃艾炷，等到肚脐处有灼痛感时，更换艾炷再灸，一般每次可灸 5 ~ 10 壮。脾胃虚寒、怕冷的人可以尝试这种办法。

施灸时，如果脐部较平或凸出，可用湿面条围在肚脐周围施灸。另外，因盐加热易爆，要注意防止烫伤。

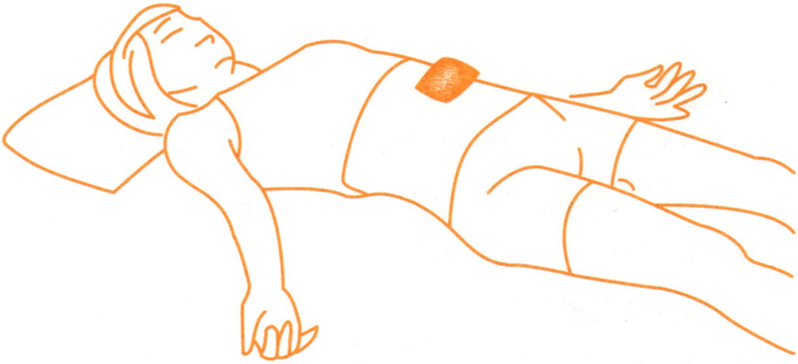

隔姜灸

隔姜灸与隔盐灸的方法类似，可在姜片上用牙签扎上一些小孔，放到穴位上，再将艾炷放上点燃。当艾炷燃尽，可移炷再灸。一般灸 3 ~ 6 壮，以皮肤红晕而不起疱为度。如果有的风湿病患者腿关节觉得冷痛，用手捂着或者放热水袋情况会有所改善，这种情况就可以用隔姜灸。如果感到灼热不可忍耐，就要把姜片夹走，防止烫伤。

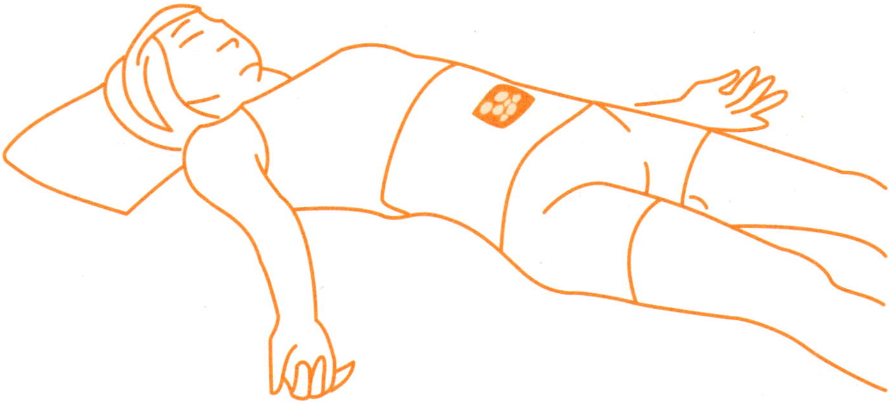

艾条悬灸

艾条悬灸是手持艾条在距离皮肤 2 厘米左右的地方悬空灸，这个方法虽然没有隔姜灸和隔盐灸那么有效，但是更容易操作。现在，我们在市面上可以购买到一些艾灸用具，比如艾灸盒、随身灸等，能有效防止烫伤，可根据个人需要来选择。

艾灸一般 2 周 1 次，或者 1 个月 1 次即可。此外，如果在艾灸过程中，身体感到任何不适，都应立即停止。需要注意，若是你体内有热，就不要用艾灸了，否则身体会因此火上加火，更加不适。体内有热的人也很好区分，这类人通常比较口干，不喜欢热水而喜欢喝点冷水，小便黄赤，大便干燥，自觉手脚很热。

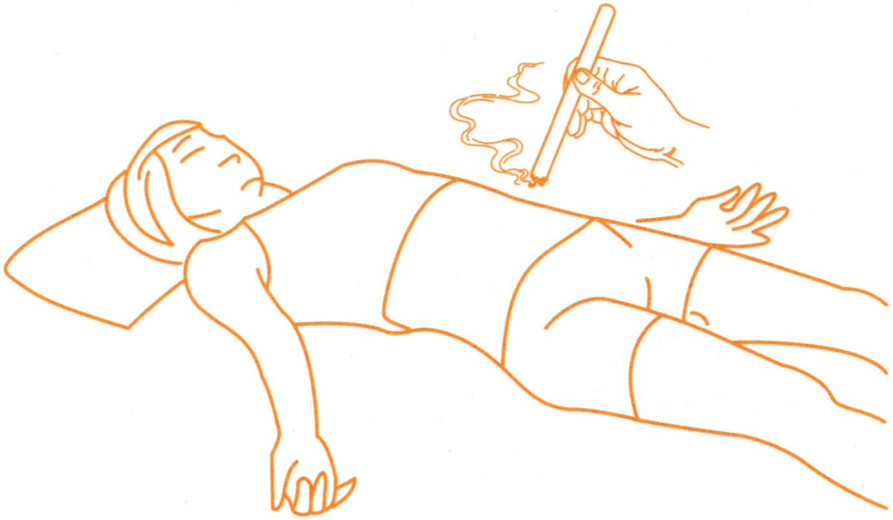